Die heilende Kraft der

Küchenkräuter

Prof. Hademar Bankhofer

KNEIPP VERLAG
LEOBEN · WIEN

Rezeptnachweis:

„Beeren und Wildkräuter", Gieler/Wipler, Kneipp-Verlag: Seite 19, 67, 75, 83
„Gesunde Küche", Johann Pabst, Kneipp-Verlag: Seite 79
„Hausmittel und Heilkräuter aus Klöstern", Agnes Baum, Kneipp-Verlag: Seite 39, 55,63, 67
„Kalte Platten und andere Köstlichkeiten", Schachner/Thonhauser/Tscharf, Kneipp-Verlag: Seite 51, 71
„Leichte und herzhafte Geflügelküche", Schachner/Thonhauser/Tscharf, Kneipp-Verlag: Seite 43, 59, 63
„Schmackhafte Brotaufstriche", Marie-Luise Varga, Kneipp-Verlag: Seite 15, 27, 35, 47, 71

Bildnachweis:

Lizzy Bankhofer:	9, 49, 61, 69
Corbis:	36, 37
Foto Eisl:	8, 56, 72
Kneipp-Verlag:	28
© www.naturganznah.de:	12, 16, 20, 24, 32, 40, 44, 48, 52, 60, 64, 68, 76, 80

Autor	Prof. Hademar Bankhofer
Layout, Satz, technische Bearbeitung	WOW!-Werbeoffice Wilbold, Martin Jurkowitsch, Kneipp-Verlag
Coverbild	© Thomas Ramstorfer/FIRST LOOK
© Copyright	Kneipp-Verlag GmbH, Kunigundenweg 10, A-8700 Leoben Zweigstelle: Millergasse 37/1, A-1060 Wien
Druck	Theiss GmbH, A-9431 St. Stefan

ISBN 3-7088-0378-7
Printed in Austria, 2006

Küchenkräuter Küchenkräuter Küchenkräuter Küchenkräuter Küchenkräuter
chenkräuter Küchenkräuter Küchenkräuter Küchenkräuter Küchenkräuter Küch
kräuter Küchenkräuter Küchenkräuter Küchenkräuter Küchenkräuter Küchenk
er Küchenkräuter Küchenkräuter Küchenkräuter Küchenkräuter Küchenkräuter
üchenkräuter Küchenkräuter Küchenkräuter Küchenkräuter Küchenkräuter Kü
nkräuter Küchenkräuter Küchenkräuter Küchenkräuter Küchenkräuter Küchenk
er Küchenkräuter Küchenkräuter Küchenkräuter Küchenkräuter Küchenkräuter
chenkräuter Küchenkräuter Küchenkräuter Küchenkräuter Küchenkräuter Küch
kräuter Küchenkräuter Küchenkräuter Küchenkräuter Küchenkräuter Küchenkr
er Küchenkräuter Küchenkräuter Küchenkräuter Küchenkräuter Küchenkräuter
chenkräuter Küchenkräuter Küchenkräuter Küchenkräuter Küchenkräuter Küch
kräuter Küchenkräuter Küchenkräuter Küchenkräuter Küchenkräuter Küchenk
er Küchenkräuter Küchenkräuter Küchenkräuter Küchenkräuter Küchenkräuter
chenkräuter Küchenkräuter Küchenkräuter Küchenkräuter Küchenkräuter Küch
kräuter Küchenkräuter Küchenkräuter Küchenkräuter Küchenkräuter Küchenk
er Küchenkräuter Küchenkräuter Küchenkräuter Küchenkräuter Küchenkräuter
chenkräuter Küchenkräuter Küchenkräuter Küchenkräuter Küchenkräuter Küch
kräuter Küchenkräuter Küchenkräuter Küchenkräuter Küchenkräuter Küchenkr
er Küchenkräuter Küchenkräuter Küchenkräuter Küchenkräuter Küchenkräuter
chenkräuter Küchenkräuter Küchenkräuter Küchenkräuter Küchenkräuter Küch
kräuter Küchenkräuter Küchenkräuter Küchenkräuter Küchenkräuter Küchenk
äuter Küchenkräuter Küchenkräuter Küchenkräuter Küchenkräuter Küchenkr
er Küchenkräuter Küchenkräuter Küchenkräuter Küchenkräuter Küchenkräuter
chenkräuter Küchenkräuter Küchenkräuter Küchenkräuter Küchenkräuter Küch
kräuter Küchenkräuter Küchenkräuter Küchenkräuter Küchenkräuter Küchenk
er Küchenkräuter Küchenkräuter Küchenkräuter Küchenkräuter Küchenkräuter
üchenkräuter Küchenkräuter Küchenkräuter Küchenkräuter Küchenkräuter Kü
nkräuter Küchenkräuter Küchenkräuter Küchenkräuter Küchenkräuter Küchenk
er Küchenkräuter Küchenkräuter Küchenkräuter Küchenkräuter Küchenkräuter
chenkräuter Küchenkräuter Küchenkräuter Küchenkräuter Küchenkräuter Küch
kräuter Küchenkräuter Küchenkräuter Küchenkräuter Küchenkräuter Küchenkr
er Küchenkräuter Küchenkräuter Küchenkräuter Küchenkräuter Küchenkräuter
chenkräuter Küchenkräuter Küchenkräuter Küchenkräuter Küchenkräuter Küch
kräuter Küchenkräuter Küchenkräuter Küchenkräuter Küchenkräuter Küchenk
äuter Küchenkräuter Küchenkräuter Küchenkräuter Küchenkräuter Küchenkr
er Küchenkräuter Küchenkräuter Küchenkräuter Küchenkräuter Küchenkräuter
chenkräuter Küchenkräuter Küchenkräuter Küchenkräuter Küchenkräuter Küch
kräuter Küchenkräuter Küchenkräuter Küchenkräuter Küchenkräuter Küchenk
äuter Küchenkräuter Küchenkräuter Küchenkräuter Küchenkräuter Küchenkr
uter Küchenkräuter Küchenkräuter Küchenkräuter Küchenkräuter Küchenkräu
Küchenkräuter Küchenkräuter Küchenkräuter Küchenkräuter Küchenkräuter

Inhalt

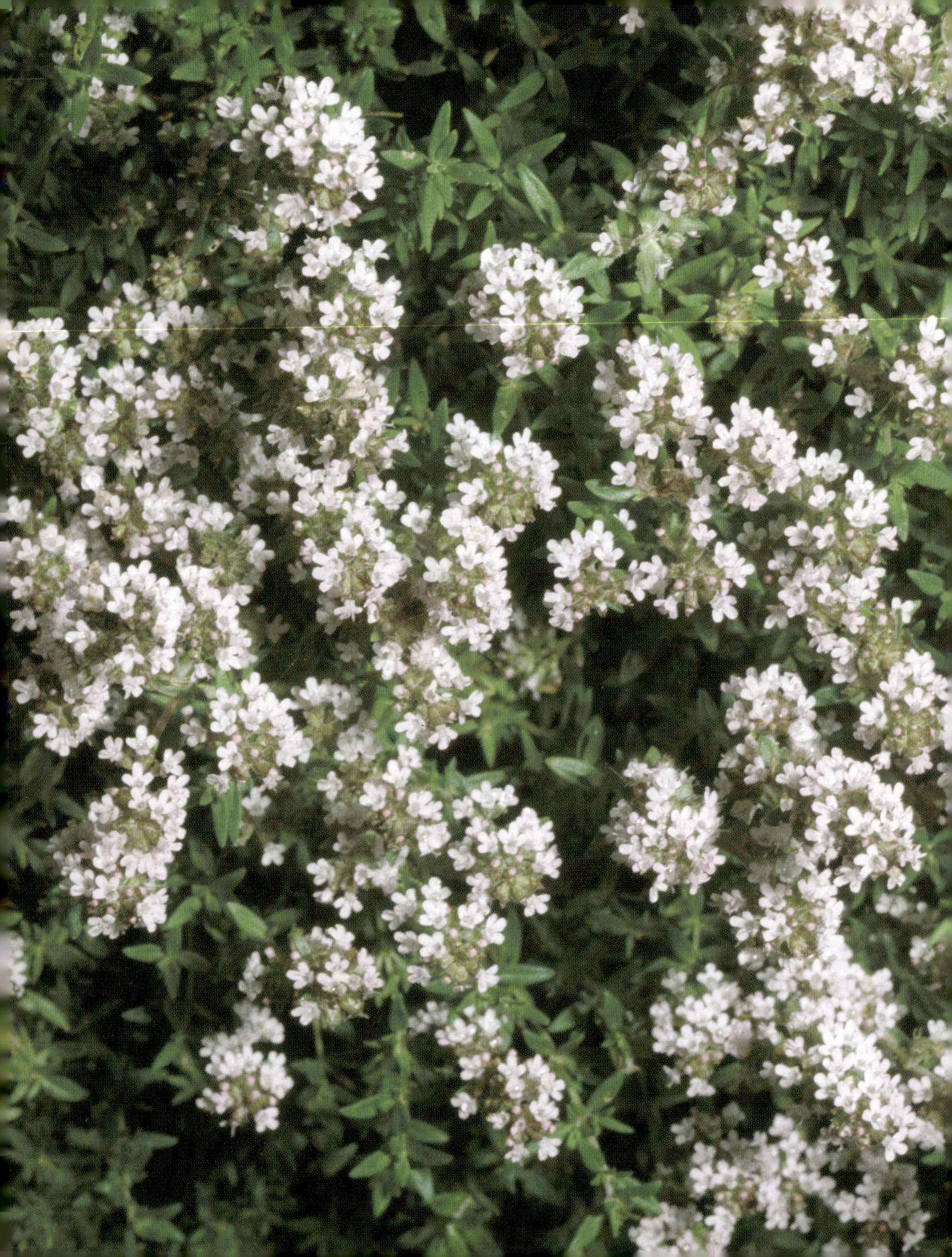

Thymian: Ein Küchenkraut wird zur „Heilpflanze des Jahres“

Ein Vorwort

Alle Jahre wählt der Studienkreis „Entwicklungsgeschichte der Arzneipflanzenkunde“ an der Universität Würzburg die „Heilpflanze des Jahres“. Für das Jahr 2006 wurde der Thymian ausersehen, weil er nicht nur als Gewürz in der Küche eine bedeutende Rolle spielt, sondern auch eine vielfältige medizinische Heilkraft hat.

Und genau das soll in diesem Buch aufgezeigt werden: Die einfachen, vertrauten Küchenkräuter können viel mehr als nur unseren Gaumen erfreuen. Sie verfügen über erstaunliche Heilkräfte. Das aktuelle Beispiel Thymian beweist es anschaulich.

Schon in der Antike wurden die Blätter und Blüten geerntet und verwertet: Die Ägypter haben ihre Toten vor dem Einbalsamieren damit gewaschen. Die Griechen haben den Rauch von verbranntem, getrocknetem Thymiankraut bei religiösen Festen eingeatmet und es als eine Art Rauschmittel genützt. Die Römer nahmen vor Liebesorgien Thymianbäder, um zu mehr Lust und Kraft für ihre erotischen Spiele zu kommen. Ja, und dann hat es im antiken Rom – im Zusammenhang mit Thymian – auch schon einen Fleischskandal gegeben: Man hat nicht mehr ganz frisches Fleisch heftig mit

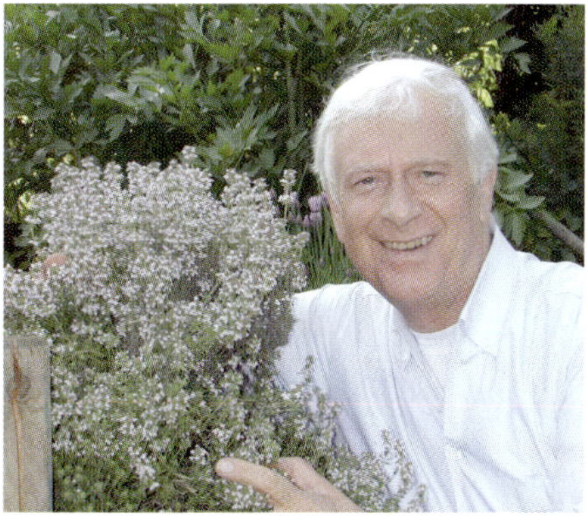

Thymian eingerieben – dann konnte niemand riechen, dass es sich um Gammelfleisch handelte. Die Schuldigen wurden entlarvt und hingerichtet. Im Mittelalter setzte man den Thymian ebenfalls als Aphrodisiakum ein und nannte die Pflanze kurzum „Liebeskraut".

Auch die Küche hatte der Thymian längst erobert, er wurde vor allem für die Zubereitung von Lammfleisch verwendet. In unseren Regionen haben die Ritter Thymian in ihre Rüstung gesteckt, um mehr Mut zum Kämpfen zu haben. Ärzte haben das Kraut aber auch damals schon gegen Husten eingesetzt. Heute könnte man Thymiantee so manchem schüchternen Mitmenschen empfehlen, der im Umgang mit anderen sehr unsicher ist.

Heutzutage weiß man aus der Erfahrung der Naturmedizin: Thymian stärkt die Atemwege, lindert Husten und löst Schleim. Thymian lindert Krämpfe in den Bronchien sowie in Magen und Darm.

Hauptsächlich wird Thymian bei Erkältungen eingesetzt, nach dem Motto des späten Mittelalters: „Der nächste Schnupfen kommt bestimmt. Doch nicht zu dem, der Thymian nimmt!" Die Wirkung ist in erster Linie auf den Hauptinhaltsstoff, das ätherische Öl Thymol, zurückzuführen.

Und so kann man Thymian gegen Husten und Erkältungen einsetzen:

- Für das Thymianbad übergießt man eine Hand voll getrocknete Thymianblätter mit 1 Liter kochendem Wasser, lässt 10 Minuten ziehen. Durchseihen, ins Badewasser der Wanne gießen, 20 Minuten baden. Danach 1 Stunde im Bett ruhen.
- Vom Thymiantee trinkt man 3 Wochen lang täglich 3 bis 4 Tassen. So wird er zubereitet: 1 gehäufter Teelöffel getrocknetes Thymiankraut wird mit einem Viertelliter kochendem Wasser übergossen. 8 bis 10 Minuten ziehen lassen, durchseihen, mit etwas Honig trinken.
- Für Einreibungen von Brust und Rücken verrührt man 5 Tropfen Thymianöl mit 1 Esslöffel Olivenöl.

Vorsicht bei übertriebener Verwendung von Thymian, vor allem Thymianöl – das kann zu einer Überfunktion der Schilddrüse führen. Beim Tee kann das nicht passieren.

Wichtig: Thymian wirkt stärkend auf die Atemwege sowie auf Magen und Darm, wenn man ihn als Gewürz in der Küche einsetzt: bei Lammbraten, Fisch, Pizza. Thymian ist auch fester Bestandteil der legendären Kräuter der Provence.

Und so werde ich Ihnen im folgenden Buch eine Reihe von Küchenkräutern vorstellen, die sowohl für die Zubereitung von Speisen als auch als Naturarzneien ihren beachtlichen Stellenwert haben. Daran sollten Sie immer denken, wenn Sie eine Mahlzeit zubereiten und zu diesen Kräutern greifen.

Viel Freude beim Lesen und bei der praktischen Anwendung

wünscht Ihnen

Ihr

Hademar Bankhofer

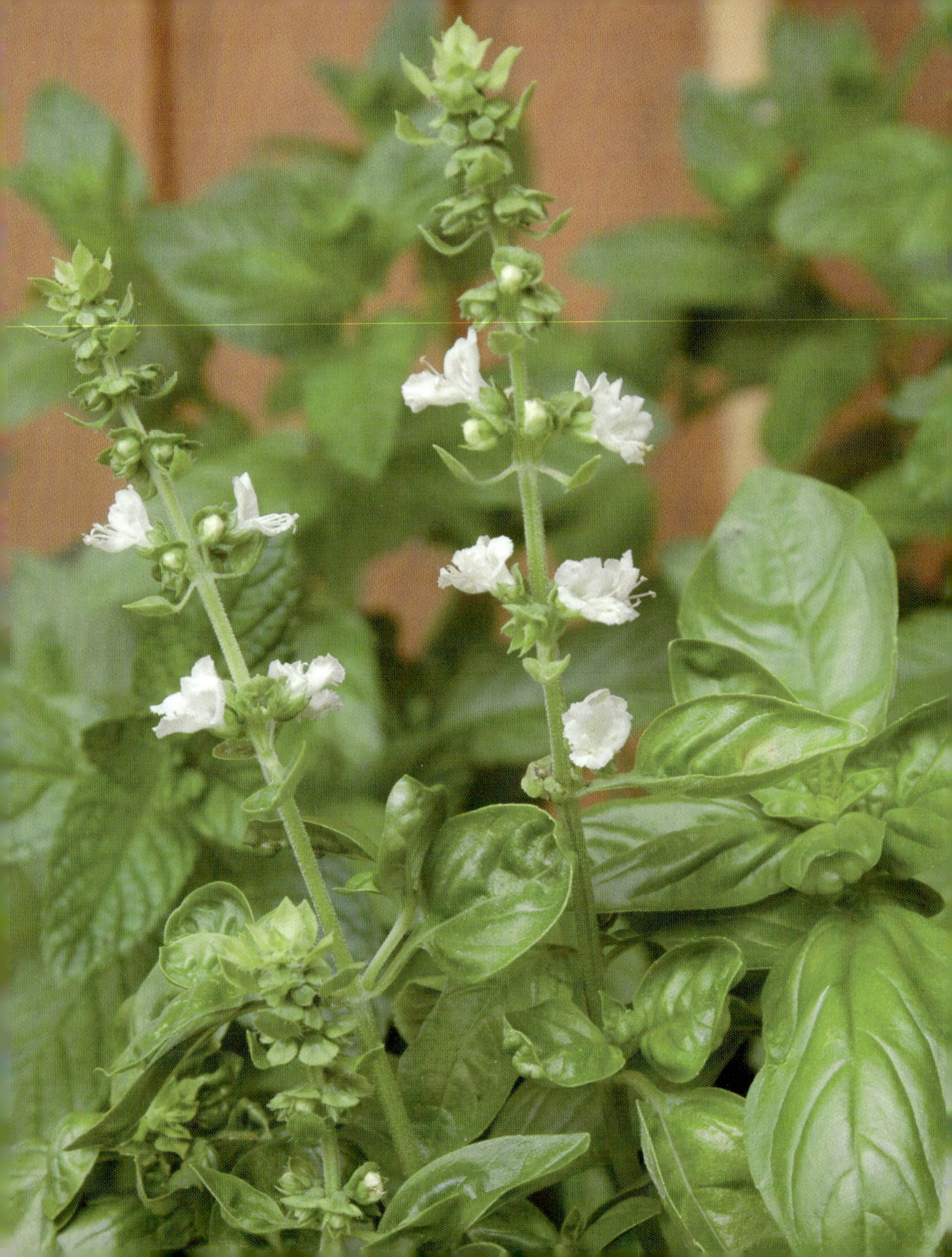

Basilikum macht geistig fit und bekämpft Blähungen

Fast jeder kennt als Vorspeise oder als Hauptgericht Mozzarella mit Tomaten und Basilikum, eine Köstlichkeit aus der Mittelmeerküche. Ebenso bekannt und beliebt sind auch Spagetti Pesto.

Im Mittelpunkt beider Speisen steht das Küchenkraut Basilikum, das sich seit einigen Jahren in unseren Breiten besonderer Beliebtheit erfreut – vor allem bei jenen Menschen, welche die italienische Kochkunst mögen. Frische Basilikumblätter sind übrigens auch ein Höhepunkt auf jeder Tomatensuppe und dürfen auf keiner klassischen Pizza fehlen.

Doch Basilikum ist nicht nur ein Küchenkraut, das unseren Gaumen erfreut. Man kann es auch als Heilkraut einsetzen. Selbst in Speisen hat es einen positiven Einfluss auf Gesundheit und Fitness.

* Mediziner und Ernährungswissenschaftler des United State Department of Human Nutrition in Boston, USA, der größten Ernährungsbehörde der Welt, haben herausgefunden: die ätherischen Öle im Basilikum sind wertvolle Substanzen – Antioxidantien genannt –, die uns vor freien Radikalen (hochaggressiven Schadstoff-Molekülen) schützen. Darum kann Basilikum das Krebsrisiko senken, kann uns vor Umweltbelastungen bewahren.
* Mit Basilikum kann man Blähungen bekämpfen.
* Verstopfung und Magenbeschwerden können positiv beeinflusst werden.
* Bestimmte Enzyme im Basilikum fördern den Abbau und das Verbrennen von Fettdepots im Körper.

* Wer regelmäßig Basilikum genießt, kann damit schlechter Laune und depressiver Stimmung vorbeugen.
* Basilikum kräftigt den ganzen Körper, darum sollten Senioren oft Basilikum in den Speiseplan einbauen – sie bleiben länger jung und vital.
* Basilikum beruhigt die Nerven, hilft dadurch gegen Stress, fördert den Schlaf und kann Migräne lindern.
* Manche Männer behaupten, dass Basilikum die Potenz fördert. Plinius der Ältere weist in seinen Schriften bereits in der Antike darauf hin. Im 16. Jahrhundert haben Ärzte Basilikum-Kuren bei mangelnder Liebeskraft verordnet.
* Hinter vielen dieser Wirkungen stehen die ätherischen Öle des Basilikums. Methyl-Chavicol stärkt das Immunsystem und erhält unsere Zellen jung. Gegen Erkältungen wirkt das Cineol. Besonders wichtig und interessant aber sind die beiden ätherischen Öle Eugenol und Estragol. Sie machen geistig fit, regen das Denken und die Konzentration an. Darum sagte man im Mittelalter: „Basilikum macht klug!“

Da es sich nicht nur um ein Küchenkraut, sondern auch um ein Heilkraut handelt, kann man aus Basilikumblättern auch einen Tee zubereiten. Man kann damit triste Laune verbessern, die Verdauung fördern und Blähungen bekämpfen.

Und hier das Rezept: Eine hohle Hand voll frischer Basilikumblätter wird gut gewaschen, klein gehackt und in 1 Liter Wasser ganz kurz aufgekocht. Danach durchseihen, mit etwas Honig lauwarm trinken. Wenn man getrocknete Basilikumblätter einsetzt, wird 1 Esslöffel voll mit 1 Tasse kochendem Wasser überbrüht. 8 Minuten ziehen lassen, durchseihen, mit Honig süßen. Man trinkt von beiden Tee-Versionen jeweils 1 Tasse morgens, mittags und abends.

Rezepte

Basilikum-Aufstrich

Zutaten für 6 Portionen:

250 g Topfen (Quark), 20 % F. i. T., 2 EL Crème fraîche mit Kräutern, 1 TL eingelegtes Basilikum (in Feinkostgeschäften erhältlich) oder frische Basilikumblätter, gehackt, 1 Prise Kräutersalz, 1 Prise Chilipulver, einige Tropfen Zitronensaft, Paprika, edelsüß zum Bestreuen

Topfen mit Crème fraîche und Zitronensaft verrühren.

Basilikum unter die Topfen-Creme mischen und mit Salz und Chilipulver abschmecken.

Zum Schluss die mit der Topfencreme bestrichenen Sandwich-Scheiben mit Paprika edelsüß bestreuen.

Tipp:

Dieser köstliche Aufstrich eignet sich sowohl für grobkörniges Brot als auch für Weißbrotscheiben (Baguette).

Pro Portion 81 kcal.

Schlankmachersuppe

Zutaten für 4 Portionen:

Etwas Sellerie, 2 gelbe Rüben, 1 Kohlkopf, 300 g Karotten, 1 Stange Lauch, 4 gehäutete Tomaten, etwas Liebstöckel, Basilikum, Dille, 1/2 Lorbeerblatt, Salz, 1 kleine fein geschnittene Zwiebel, 1 TL Maiskeimöl, 1 l Wasser

Das gewürfelte Gemüse wird mit etwas Liebstöckel, Basilikum, Dille und einem 1/2 Lorbeerblatt gewürzt. Alles wird zu der in etwas Maiskeimöl gerösteten Zwiebel gegeben und 1/4 Stunde zugedeckt auf kleiner Flamme gedämpft. Der Gemüsesud wird mit 1 l Wasser aufgegossen und bei schwacher Hitze gekocht. Würzen Sie eventuell nach. – Im Reformhaus gibt es Fertigpulver-Gemüsebrühe, die in heißem Wasser löslich ist.

Pro Portion 118 kcal.

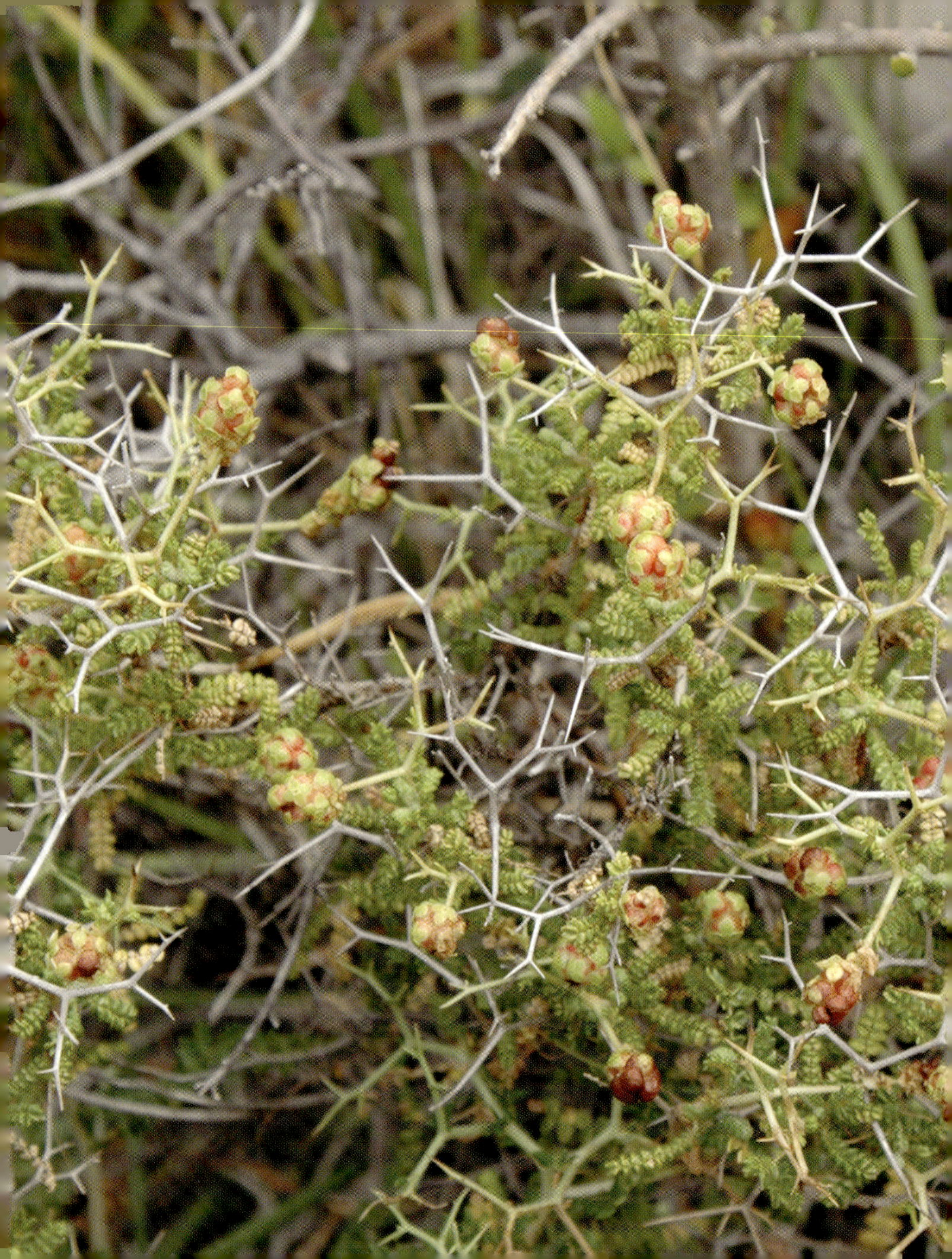

Das Suppenkraut Bibernelle besiegt Husten und Heiserkeit

Wer gerne Suppen isst und mit Begeisterung knackige Salate anrichtet, der möchte sicher nicht auf einige zarte Blätter des Küchenkrautes Bibernelle verzichten. Manche kennen es auch unter dem Namen Pimpinelle, Steinpetersilie, Bockwurz oder Pfefferwurz.

Es ist botanisch gesehen ein Doldengewächs. Die bizarr gezahnten, kleinen Blätter sind unverkennbar. Sie passen sehr gut zu Löwenzahnblättern, Bärlauch, Sauerampfer und Brunnenkresse in einer Frühlingssuppe. Sie geben aber auch jedem Kopfsalat einen besonders würzigen Geschmack.

Doch die Bibernelle ist auch ein Heilkraut, und zwar schon seit uralten Zeiten. Im Mittelalter kannte man den Spruch: "Eßt Bibernell! Eßt Bibernell! Dann sterbet Ihr nicht so schnell!"

Man setzte allerdings etwas zu große Hoffnungen in dieses Kraut und seine Wurzel. Es wurde von den Ärzten gegen die Pest, die Cholera und die Ruhr eingesetzt. Wenn eine junge Mutter zu wenig Milch für ihr Baby hatte, dann empfahl ihr der Arzt, nachts eine Bibernellenwurzel auf die Brust zu legen.

Heute weiß man, was die Bibernelle wirklich kann und wo ihr Einsatz tatsächlich sinnvoll ist:

- Die Bibernelle enthält die ätherischen Öle Pimpinellin und Saponin. Diese regen in ihrer Kombination die Arbeit von Galle, Leber und Nieren an. Damit wird die gesamte Verdauung in Schwung gebracht.
- In erster Linie aber macht es Sinn, Bibernellentee gegen Husten, Halsschmerzen und Heiserkeit einzusetzen. Das Besondere daran: Der Tee regeneriert auch angegriffene Stimmbänder. Darum galt der Bibernellentee in alten Zeiten als Geheimtipp vieler Sänger.

* Der Schweizer Kräuterpfarrer Künzle hat speziell allen Rednern und Politikern geraten, die Kraft der Bibernelle zu nützen. Er schreibt in seinem Kräuterbuch: „Die Bibernelle macht die Stimme kräftig!“

Es gibt mehrere Möglichkeiten, die Bibernelle für die Gesundheit einzusetzen:

* Zum Durchspülen von Nieren, Blase und Harnwegen macht es Sinn, 2 gehäufte Teelöffel der geriebenen Bibernellenwurzel mit 1/2 Liter Wasser anzusetzen. Dann muss man das Ganze zum Kochen bringen und einige Minuten köcheln lassen. Durchseihen, mit ganz wenig Honig süßen. Man trinkt 3 Tassen täglich, und das eine Woche lang.

* Der klassische Bibernellentee wird so zubereitet: 1 Teelöffel klein gehackte Wurzel mit 1 Tasse Wasser 5 Minuten leicht kochen, danach 5 Minuten zugedeckt ziehen lassen. Durchseihen, pro Tasse mit 1 Teelöffel Honig süßen. Diesen Tee trinkt man bei Husten und Heiserkeit.

* Für eine kräftige Stimme und gegen Heiserkeit kaut man tagsüber ein Stück getrocknete Bibernellenwurzel und spuckt sie dann wieder aus.

* Zur Verbesserung der Verdauung wird 1 Teelöffel klein gehackte Bibernellenwurzel 8 Stunden mit 1 Glas Wein angesetzt. Danach durchseihen. Der Wurzel-Rückstand wird mit 1 Tasse kochendem Wasser überbrüht. 10 Minuten ziehen lassen, wieder durchseihen. Wein und Tee werden vermischt und mit Honig gesüßt lauwarm getrunken.

Reisstrudel auf Kräuterschaum

Zutaten für 4 Portionen:

2 Packungen Strudelteig (4 Strudelteigblätter), 50 g Butter

Fülle:

150 g Rundkornreis oder Reisreste verwenden, 1/8 l Sauerrahm (saure Sahne), 1 Becher Crème fraîche, 2 Eier, Salz, Pfeffer, Bibernelle, Gundelrebe, Wilder Thymian, Dost, Liebstöckel, Knoblauch, 200 g Brennnesseln oder Bärlauch, 200 g Ziegen- oder Schafkäse

Kräuterschaum:

1 Zwiebel, 30 g Butter, 80 ml Weißwein, 150 ml Suppe, 1/8 l Sahne, 3 EL Wildkräuter

Garnitur:

150 g Erbsenschoten, 1/4 kg Karotten, 20 g Butter, gehackte Kräuter

Den Reis weich dünsten (oder kochen) und auskühlen lassen. Crème fraîche, Eier und Kräuter darunter mischen und gut würzen (die Reismasse nimmt viel Gewürz auf). Die Brennnesseln oder den Bärlauch in wenig Butter dünsten und auskühlen lassen. Die Strudelteigblätter mit Butter bepinseln und je 2 Blätter übereinander legen. Die Reismasse im vorderen Drittel des Teigblattes aufstreichen, mit Brennnesseln (Bärlauch) belegen und Ziegen- oder Schafkäsewürfel darüber streuen. Nicht belegte Teile mit flüssiger Butter bepinseln. Strudel zusammenrollen, außen mit Butter bepinseln und bei 180 °C backen.

Kräuterschaum:

Die gehackte Zwiebel in Butter anlaufen lassen und mit Wein ablöschen. Suppe dazugeben und auf die Hälfte einkochen lassen. Mit Sahne aufgießen, leicht köcheln lassen und würzen. Vor dem Servieren die gehackten Kräuter dazugeben.

Garnitur:

Das Gemüse in wenig Wasser bissfest garen, in Butter und Kräutern schwenken.

Tipp: Statt Käse kann auch ein rasch abgebratener Schweinelungenbraten oder ein Hühnerfilet als Einlage verwendet werden.

Pro Portion 941 kcal.

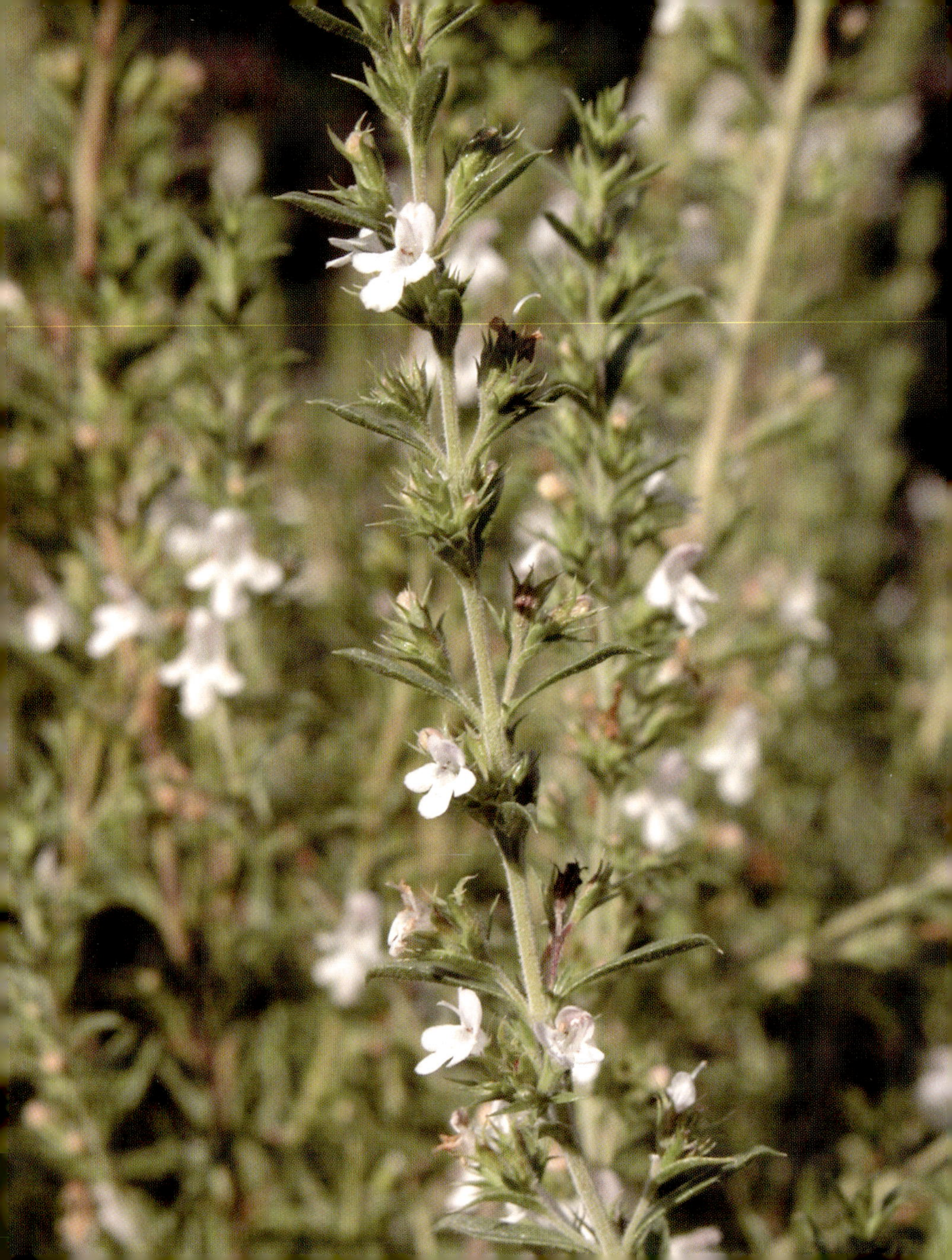

Bohnenkraut stärkt das Herz, wirkt gegen Darmbeschwerden

Das Bohnenkraut hat seine Heimat am Schwarzen Meer und im östlichen Mittelmeerraum. Das mehrjährige Winter-Bohnenkraut fühlt sich aber auch in unseren Gärten sehr wohl. Es ist die ideale Würze für Speisen mit Bohnen und Erbsen, weil die Hülsenfrüchte damit besser verdaut werden können. Daher kommt auch der Name des Küchenkrautes.

Man kann das Bohnenkraut frisch oder getrocknet in der Küche verwenden. Es gibt den Bohnengerichten ein besonders köstliches Aroma. Man darf es aber nur wenige Minuten mitkochen lassen, weil es sonst zu intensiv schmeckt. Auch beim Zubereiten von Suppen, Soßen, Gemüse, Fleisch und Fisch muss man sparsam damit umgehen. Eine kräftigere Prise vertragen Hammelfleisch, Schweinefleisch und fette Wurstsorten.

Bohnenkraut, das in sonniger Lage angebaut wird, ist besonders reich an seinen typischen Wirkstoffen. Dazu gehören die ätherischen Öle Cymol, Thymol und Carvacrol sowie viele Bitter- und Gerbstoffe. Diese Inhaltsstoffe machen das Küchenkraut auch zu einer Heilpflanze, die wir bei einer Reihe von gesundheitlichen Störungen erfolgreich einsetzen können:

- Das Bohnenkraut beeinflusst den gesamten Magen- und Darmbereich. Man kann mit Bohnenkraut Blähungen, Völlegefühl, Magenkrämpfe sowie Durchfälle bekämpfen.
- Der Gallenfluss wird beschleunigt, das verbessert sich die gesamte Verdauung.

- Der gesamte Organismus wird angeregt. Bohnenkraut weckt alle Lebensgeister, verbessert die Laune und die Leistungsfähigkeit des Menschen. Wer regelmäßig Bohnenkraut beim Zubereiten von Speisen verwendet, geht mit mehr Elan durchs Leben. Daher ist es sinnvoll, mittags mit Bohnenkraut zu würzen, weil man dann am Nachmittag nicht so müde wird.
- Seit dem Mittelalter wird Bohnenkraut auch bei hartnäckigem Husten eingesetzt. Die Inhaltsstoffe des Küchenkrautes stärken die Atemwege. Man kann Bohnenkraut für die Bronchien in zweifacher Hinsicht gegen Husten nützen: entweder Bohnenkrauttee trinken oder die aufsteigenden Dämpfe von 1 Liter Tee 10 Minuten lang einatmen. Die Bohnenkraut-Inhalation ist relativ unbekannt.

Es ist für die Gesundheit egal, ob man das Bohnenkraut frisch oder getrocknet einsetzt. Beim Trocknen bleiben sämtliche ätherische Öle und ihre Aromen erhalten.

Wenn man Bohnenkraut als Heilpflanze nützen und einsetzen möchte, dann tut man das meist mit Bohnenkrauttee. Hier das Rezept für die Zubereitung:

2 Teelöffel frisches oder getrocknetes Bohnenkraut mit 1/4 Liter kochendem Wasser übergießen. 15 Minuten zugedeckt ziehen lassen und durchseihen. Man trinkt morgens und abends je 1 Tasse, ungesüßt. Abends trinkt man den Tee am besten 45 Minuten vor dem Zubettgehen.

Der im Jahr 2004 verstorbene österreichische Kräuterpfarrer Hermann Josef Weidinger, der sich intensiv mit dem Bohnenkraut befasst hat, schreibt in seinen Aufzeichnungen: „Der Bohnenkrauttee hat sich oftmals bewährt, Potenzschwierigkeiten beim Mann und Frigidität bei der Frau zu beheben. Man muss aber viel Geduld haben. Der Tee muss lange Zeit beharrlich getrunken werden, bis man eine Wirkung erlebt.“

Linsensuppe mit Bohnenkraut

Zutaten für 4 Portionen:

200 g getrocknete Linsen (oder Dosenlinsen)
1 Zwiebel
1 Knoblauchzehe
2 EL Öl (Olivenöl)
1 EL Tomatenmark
1 l Wasser
2 TL Salz
1 KL Bohnenkraut
Pfeffer
Zitronensaft

Getrocknete Linsen gut durchspülen und in einem Sieb abtropfen lassen. Zwiebel schälen und fein hacken. Knoblauch schälen und zerdrücken.

Öl in einem Topf erhitzen, Zwiebel und Knoblauch zufügen und bei mäßiger Hitze glasig dünsten. Tomatenmark einrühren und mit Wasser aufgießen.

Salz und Linsen einrühren, kurz aufkochen lassen und ca. 30 Minuten köcheln lassen bis die Linsen weich sind (Dosenlinsen brauchen nicht so lange). Am Schluss mit Bohnenkraut, Pfeffer und Zitronensaft abschmecken (eventuell nachsalzen).

Die Linsensuppe kann z. B. auch gut mit Krustenbrot serviert werden.

Pro Portion 91 kcal.

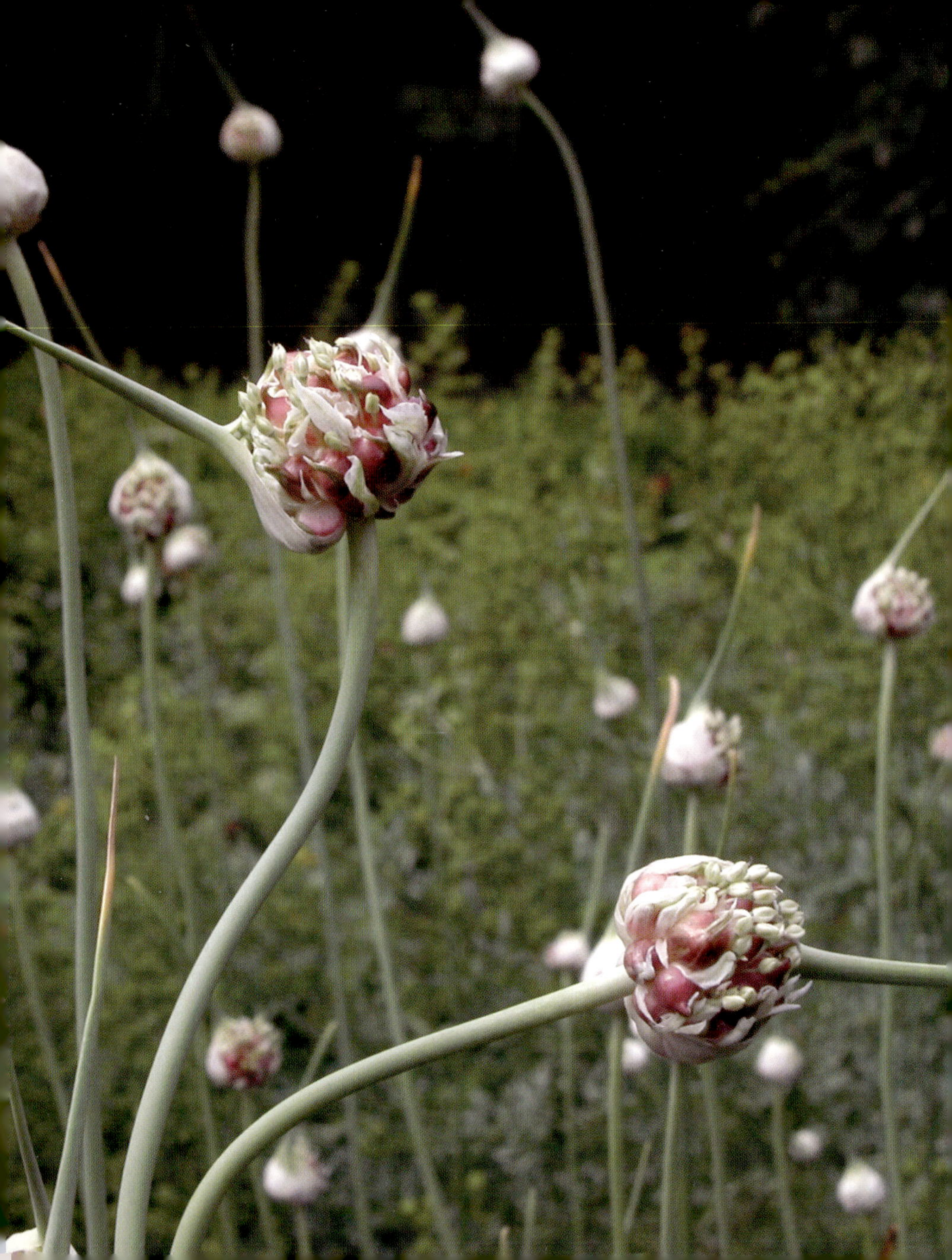

Die Schwefelstoffe im Knoblauch wirken langsam, aber faszinierend

Mehr denn je wird heute in der Küche Knoblauch eingesetzt. Früher war er die Würze von so manchem Arme-Leute-Essen. Heute verwenden ihn die bekanntesten Spitzenköche der Welt. Doch der Knoblauch ist seit jeher mehr als ein Küchengewürz, das viele Fans hat. Knoblauch ist eine Naturarznei. Verantwortlich dafür sind Bioaktivstoffe. Es handelt sich dabei um schwefelhaltige Substanzen, die in ihrer Einheit und Harmonie vielen Menschen als Alliin bekannt sind.

Dieses Alliin verändert sich, sobald Sauerstoff dazu kommt: wenn man den Knoblauch beißt, kaut oder schneidet. Dann wird aus dem Schwefelstoff-Mix Alliin das bekannte Allicin, das die eigentliche Wirkung des Knoblauchs auslöst.

Die Bioaktivstoffe im Allicin haben ungeheure Kräfte, die wir für unsere Gesundheit nützen können:

* Knoblauch wirkt gegen Bakterien, und noch dazu ganz ohne Nebenwirkungen, wenn man von der oft penetranten Geruchsausdünstung absieht. Die Bioaktivstoffe im Knoblauch können auch Viren hemmen. Das schaffen die Schwefelstoffe im Knoblauch. Daher ist es ganz egal, ob sich eine Erkältung viral oder bakteriell entwickelt – Knoblauch hilft immer.
* Das Faszinierende an den Knoblauch-Flavonoiden: sie durchwandern den ganzen Körper, wirken bis in die kleinste Zelle. Sie helfen daher bei Mundschleimhaut- genauso wie bei Fußpilz. Das ist der Beweis, dass die Bioaktivstoffe im Knoblauch entzündungshemmende Wirkung haben. Man kann das testen: Ziehen Sie die Schuhe und Strümpfe aus. Reiben

Sie mit einer angeschnittenen Knoblauchzehe die Fußsohlen ein. Dann setzen Sie sich gemütlich hin, lesen in einem Buch oder in einer Zeitung. Nach einigen Stunden passiert etwas Ungeheuerliches: Sie spüren den Knoblauchgeschmack auf der Zunge. Das Allicin hat den ganzen Organismus durchwandert.

* Zahllose wissenschaftliche Studien haben in den letzten Jahren ergeben: Man kann mit den Bioaktivstoffen im Knoblauch zu hohe Cholesterinwerte, aber auch erhöhte Blutdruckwerte senken. Da sich das schädliche LDL-Cholesterin überwiegend nachts aufbaut, ist es sinnvoll, den Knoblauch abends zu konsumieren.

* Die Bioaktivstoffe im Knoblauch stärken Herz und Kreislauf und schützen vor zu großen Belastungen. Studien am Institut für Herz-Kreislauf-Forschung in Mainz haben ergeben: wer jahrelang Knoblauch konsumiert, hat um 10 bis 15 Jahre jüngere und elastischere Gefäße.

* Die Bioaktivstoffe im Knoblauch regen auch die Verdauungsdrüsen in Magen und Darm an. Dadurch kann man mit Knoblauch Durchfall, Blähungen und Darminfektionen bekämpfen.

* Die schwefelhaltigen Substanzen im Knoblauch bekämpfen Pilze im Körper.

Über eines muss man sich im Klaren sein. Die Bioaktivstoffe im Knoblauch wirken hervorragend, aber nur langsam. Man muss Knoblauch mindestens 5 Wochen konsumieren, ehe man einen Erfolg merkt.

Rezepte

Brennnesselsuppe

Zutaten für 4 Portionen:

250 g Brennnesselspitzen, 2 fein gehackte Zwiebeln, 1 EL Butter, 3/4 l Gemüsebrühe, 3 mehlige Kartoffeln, 1 – 2 Knoblauchzehen, etwas Salz und Muskat, 4 EL Magerjogurt, 15 g fein gehackte Bärlauchblätter, geröstete Weißbrotwürfel

Die fein geschnittenen Zwiebeln werden in heißer Butter goldbraun angeröstet, die Brennnesselspitzen hinzugefügt und umgerührt, bis die Blätter zusammenfallen. Das Ganze wird mit Gemüsebrühe aufgegossen. Die gewürfelten Kartoffeln werden etwa 20 Minuten mitgekocht. Danach wird alles im Mixer püriert und mit den ausgepressten Knoblauchzehen, etwas geriebener Muskatnuss und Salz abgeschmeckt.

Das Magerjogurt in die nicht mehr kochende Suppe einrühren, mit fein geschnittenen Bärlauchblättern und gerösteten Weißbrotwürfeln servieren.

Pro Portion 232 kcal.

Knoblauch-Oliven-Aufstrich

Zutaten für 7 Portionen:

200 g Topfen (Quark), 20 % F. i. T., 50 g Gervais mit Kräutern, 45 % F. i. T., 1 EL Crème fraîche, 2 Knoblauchzehen, 8 entkernte, schwarze Oliven (aus dem Glas), 1 kleine, süß-saure Gewürzgurke (30 g)

Knoblauch schälen, durch die Presse drücken und in eine Plastikrührschüssel geben.

Topfen, Gervais und Crème fraîche gut vermischen. Zitronensaft und Cognac darunter mengen. Diese Topfenmasse zum gepressten Knoblauch geben und mit dem Mixer verrühren.

Die Oliven und die Gewürzgurke abtropfen lassen, klein schneiden oder hacken und mit der Aufstrichmasse vermischen.

Mit Salz, weißem Pfeffer, etwas Zitronensaft und Ingwer abschmecken.

Pro Portion 57 kcal.

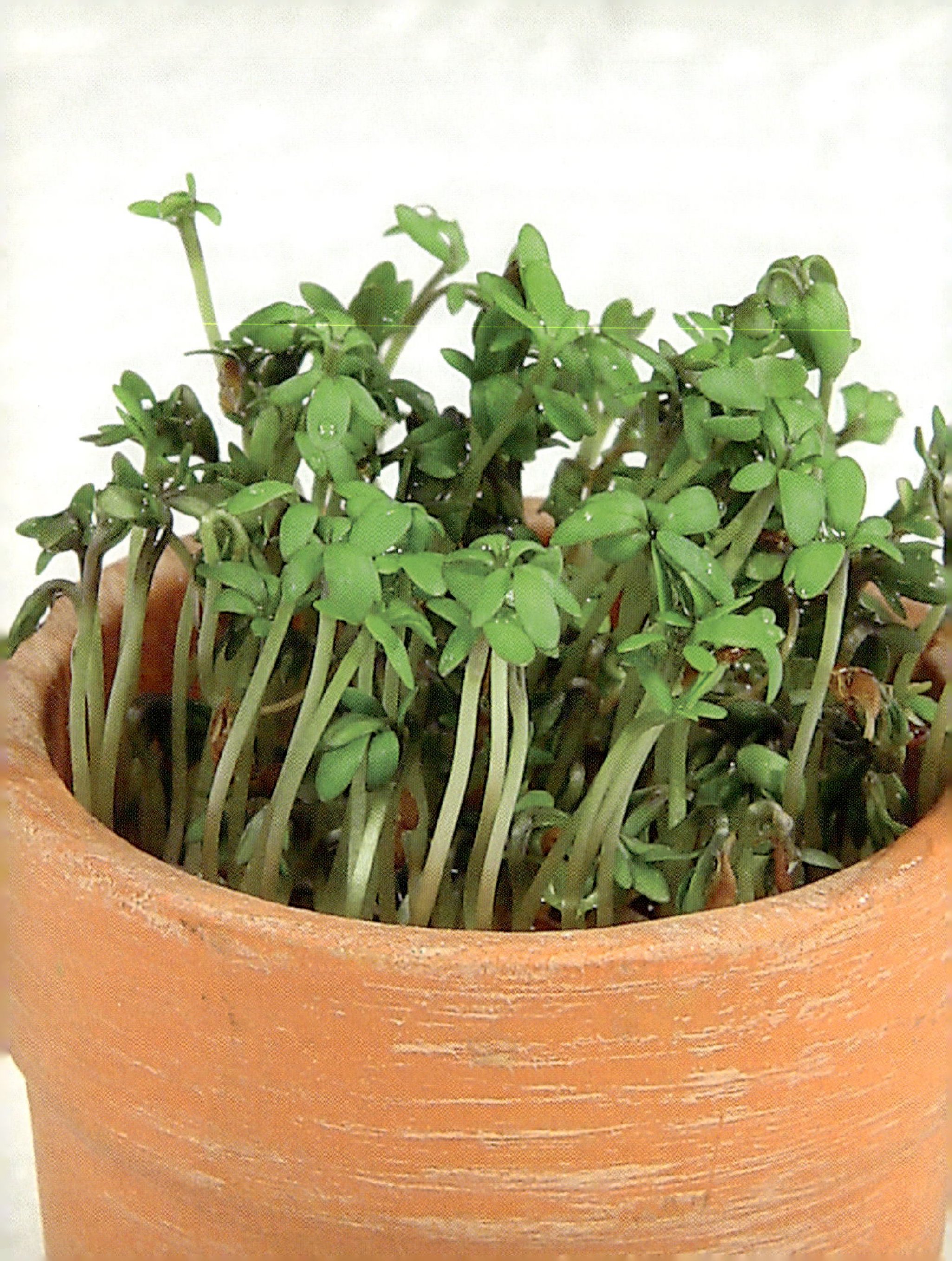

Kresse schützt die Schilddrüse und hilft uns beim Abnehmen

Man kann sie nahezu in jedem Supermarkt und in jedem Gemüseladen in Pappschachteln oder Styropor-Boxen kaufen: die frische Kresse. Auch zu Hause kann man sie in Blumentöpfen ziehen oder auf feuchtem Küchenkrepp zum Keimen bringen.

Die Kresse ist eines der beliebtesten Küchenkräuter! Am häufigsten wird sie Blattsalaten beigegeben oder auf dem Butterbrot gegessen. Doch die Kresse ist auch ein Heilkraut.

Es gibt zwei Kressesorten: die Brunnenkresse und die Gartenkresse. Am meisten hat sich die Gartenkresse durchgesetzt, jedoch haben alle Sorten die gleiche Wirkung. Die Kresse ist reich an Vitamin C. Sie liefert uns viel Vitamin B_1 und B_6 und versorgt uns mit den Spurenelementen Eisen, Jod, Chrom und Phosphor.

Sie enthält die Mineralstoffe Magnesium, Kalzium und Kalium, weiters ist sie reich an würzigen Senföl-Glykosiden.

Das alles kann man mit der Kresse für die Gesundheit tun:

* Dank der großen Menge an Vitamin C schützt sie uns vor Erkältungen.
* Eine besonders wichtige Aufgabe der Kresse: Sie versorgt unseren Organismus mit dem lebenswichtigen Spurenelement Jod, das unentbehrlich für den Stoffwechsel ist, ganz besonders für die Schilddrüse. Jod ist eine sehr sensible Substanz. Der Mensch verfügt in einer gesunden Schilddrüse über 8 bis 11 Milligramm gespeichertes Jod. Täglich muss neues Jod angeliefert werden. Der Jodmangelkropf ist sehr verbreitet, daher wird bei uns Küchensalz jodiert, um dem Jodmangel vorzubeugen.
* Die scharfen Senföle in der Kresse desinfizieren die Harnwege, stärken die Blase und wirken harntreibend. Wer regelmäßig Kresse konsumiert, unterstützt die Arbeit der Nieren.

* Mit seiner Mischung an Vitaminen, Mineralstoffen und Spurenelementen gibt uns die Kresse bei Erschöpfungszuständen Kraft.

Für viele ist auch die Tatsache interessant, dass die Kresse ein hilfreicher Begleiter beim Abnehmen ist – aber nicht nur, weil sie so wenig Kalorien hat. Das Spurenelement Chrom spielt dabei eine wichtige Rolle. Chrom steuert das Gefühl für das Sattsein. Wer jeden Tag eine Hand voll Kresse genießt, hat weniger Hunger, ist mit weniger Nahrung zufrieden und nimmt dadurch leichter ab.

Wichtig ist, dass die Kresse frisch ist. Sobald sie von den Wurzeln getrennt wird, baut sie binnen 30 bis 40 Minuten ihre Vitalstoffe ab. Kresse muss immer roh verzehrt werden.

Und so kann man die Kresse am besten für die Gesundheit nützen: Schneiden Sie sie ganz klein und mischen Sie sie unter den Blattsalat. Besonders köstlich schmeckt Kresse im Kartoffelsalat, man kann aber auch Kresse allein mit Olivenöl zu einem Kressesalat anrichten.

Sehr gut schmeckt Kresse zu rohen Tomaten oder in Frischkäse eingerührt, oder man belegt einfach ein Butterbrot ganz dick mit Kresse. Jeder von uns sollte täglich 4 bis 5 gehäufte Esslöffel Kresse essen.

Rezepte

Kressesalat

Zutaten für 4 Portionen:

150 g Kresseblättchen, 1 TL Zitronensaft, 1 TL Maiskeimöl, nach Geschmack Salz, Zucker, 1 Becher Magerjogurt, 3 gekochte Kartoffeln

Die mit der Schere geernteten Kresseblättchen werden sorgfältig gewaschen. Darüber gießt man eine Marinade, die aus Zitronensaft, etwas Zucker und Salz und einigen Spritzern Maiskeimöl bereitet wird. Der pikante Kressesalat kann auch mit Magerjogurt übergossen werden. Kartoffeln in Scheiben schneiden und dazugeben.

Pro Portion 74 kcal.

Kräutersuppe

Zutaten für 4 Portionen:

Gundelrebe, Brennnesselspitzen, Sauerampfer, Kerbelkraut, Fette Henne, Petersilie, Schnittlauch, Knoblauchblätter, Spinat und Kresse, 1 Zwiebel, 1 Knoblauchzehe, Zitronenmelisse, Majoran, Kapern, 2 EL Butter, 2 EL Mehl, Essig, 2 Eigelb, 1/8 l Magerjogurt, Salz

Die Kräuter werden mit kochendem Wasser übergossen, ausgedrückt und fein gehackt. Kräuterwasser aufbewahren.

Die fein geschnittene Zwiebel, Knoblauch, Kapern, Majoran und Zitronenmelisse werden in einer hellen Einbrenn (Mehlschwitze) aus Butter, Mehl und etwas fein gehackter Zwiebel geröstet und mit dem Kräuterwasser aufgegossen. Die Kräuter hinzufügen und das Ganze aufkochen.

Die Eigelbe mit dem Magerjogurt verquirlen, mit Essig abschmecken und erst vor dem Servieren in die heiße Suppe rühren, die nicht mehr aufgekocht werden darf.

Pro Portion 84 kcal.

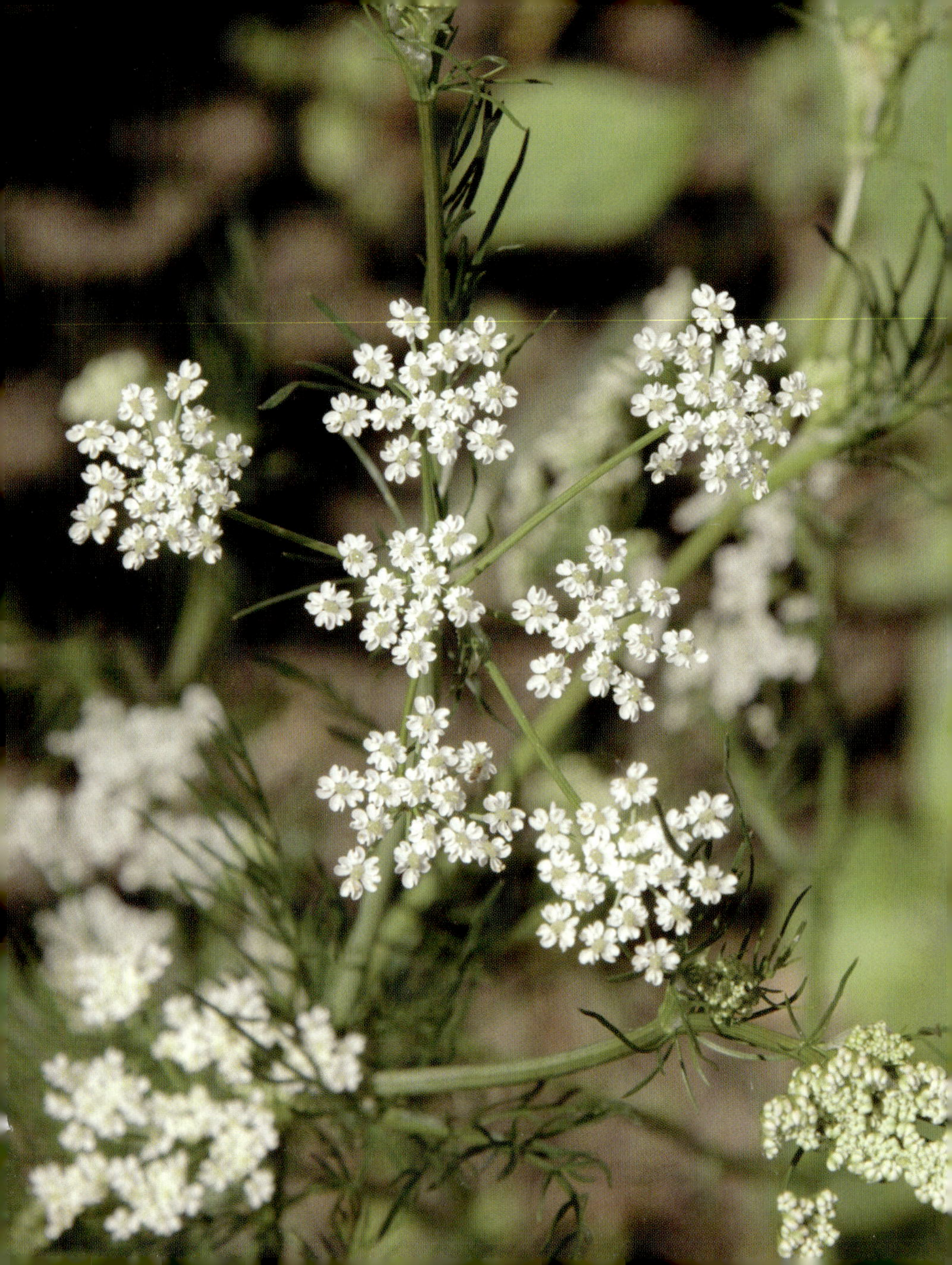

Kümmel gegen Blähungen und triste Herbststimmung

Beim Namen Kümmel denkt man automatisch an das Würzen von Ente und Gans, aber auch an die bessere Verträglichkeit und den besseren Geschmack bei Kohl-, Kraut- und Pilzgerichten. Darüber hinaus ist Kümmel eine Naturarznei für den Menschen. Es gibt insgesamt 30 verschiedene Kümmelarten, allerdings sind nur drei für die Naturmedizin interessant: der so genannte echte Kümmel, der auch als Feldkümmel und Wiesenkümmel bekannt ist und der auch bei uns im Garten wächst. Daneben kennt man den Kreuzkümmel aus dem Mittelmeerraum, aus Indien und aus den USA. Schließlich gibt es den Schwarzkümmel aus Ägypten und aus der Türkei.

Für uns ist der heimische echte Kümmel besonders interessant. Die Früchte der Pflanze sind reich an den ätherischen Ölen Karvon und Limonen. Sie sind auch für das kräftige Aroma und den starken Geruch zuständig. Dazu kommen noch Bioaktivstoffe.

Durch diese Substanzen wird der Kümmel zu einem überaus wichtigen Naturmittel gegen Verdauungsbeschwerden.

Kümmel hilft gegen Blähungen und Völlegefühl, gegen Bauchkoliken, gegen einen verdorbenen Magen nach zu viel Fett, Fleisch und Süßem. Kümmel bekämpft aber auch Mundgeruch, den nervösen Magen und Magenkrämpfe.

Hier ein bewährtes Teerezept gegen Blähungen und Völlegefühl und auch gegen das Gefühl, einfach zu viel gegessen zu haben: 1 Esslöffel Kümmel wird in einer Tasse mit kochendem Wasser übergossen und zugedeckt 20 Minuten ziehen gelassen. Durchseihen, lauwarm in kleinen Schlucken trinken. Die Erleichterung tritt meist schon nach 10 bis 15 Minuten auf.

Weitere Anwendungsbereiche des Kümmels:

- Bei Kindern setzt man sehr gern Kümmelmilch gegen Blähungen ein: 1/4 Liter Milch wird mit 1 Esslöffel Kümmel einmal aufgekocht. Durchseihen und die Milch lauwarm trinken.
- Für unterwegs sehr praktisch: Geben Sie einfach 2 bis 3 Tropfen Kümmelöl (Reformhaus, Apotheke) auf ein kleines Stück Brot und kauen Sie es gut.
- Wenn Säuglinge Koliken haben, füllt man 2 Hand voll Kümmel in ein Leinensäckchen und erwärmt dieses im Wasserbad oder im Backofen, damit es eine angenehme Temperatur hat. Das Säckchen wird in eine Textilwindel eingeschlagen und dann auf den Bauch des Babys gelegt.

Wie wertvoll Kümmel für die Medizin ist, beweist die Tatsache, dass man bei Reizmagen sehr erfolgreich die Enteroplant-Therapie einsetzt: der Betroffene bekommt Kapseln mit dem hochdosierten Extrakt aus Kümmel und Pfefferminze (Apotheke).

Man kann den Kümmel auch wirksam für die Gesundheit einsetzen, wenn man Speisen damit würzt. Die Speise soll damit nicht nur einen angenehmen, optimalen Geschmack bekommen, sie soll auch besser verdaulich werden. Darum macht es Sinn, bei Sauerkraut, Ente, Gans und Schweinebraten, bei Eintöpfen und Bohnen Kümmel einzusetzen. Wichtig ist allerdings, dass man den Kümmel immer als Ganzes kauft und aufbewahrt und ihn erst kurz vor der Zubereitung der Speise mahlt. Dann sind die ätherischen Öle am wirksamsten.

Rezepte

Krautfleisch

Zutaten für 4 Portionen:

500 g Putenbrust, 60 g Zwiebeln, 2 EL Öl, Paprika, Salz, Kümmel, Majoran je nach Geschmack, 500 g Sauerkraut, 1/8 l Magerjogurt, 2 kleine Kartoffeln

Die klein geschnittenen Zwiebeln werden in heißem Fett angeröstet, Paprika und das in Würfel geschnittene, gesalzene Putenfleisch beigegeben. Das Ganze wird mit Wasser aufgegossen und eine gute halbe Stunde gedünstet.

Dann gibt man das Sauerkraut dazu und dünstet fertig. Nun wird noch etwas Paprika und etwas Magerjogurt eingerührt.

Lieben Sie das Kraut sämig, können 2 rohe, geraffelte Kartoffeln mitgedünstet werden.

Der restliche Jogurt wird erst vor dem Servieren dazugegeben.

Pro Portion 250 kcal.

Schafkäse-Kräuter-Aufstrich

Zutaten für 7 Portionen:

200 g Schafkäse, 100 g weiche Butter, 50 g Zwiebel, 1 Prise Salz, 1 Prise gemahlener Cayennepfeffer, 1 Prise gemahlener Kümmel, 1 TL Oregano

Dekoration:
1 EL Schnittlauchröllchen,
1 Prise edelsüßer Paprika

Den Schafkäse durch ein Sieb streichen. Die Butter schaumig rühren und den passierten Schafkäse dazugeben. Die Zwiebel schälen, fein hacken und zur Schafkäse-Butter-Masse rühren. Mit Salz, Cayennepfeffer, Kümmel und Oregano abschmecken. Mit Schnittlauchröllchen und edelsüßem Paprika dekorieren.

Tipp:

Man kann den gemahlenen Kümmel durch einige Tropfen Tabasco ersetzen.

Pro Portion 178 kcal.

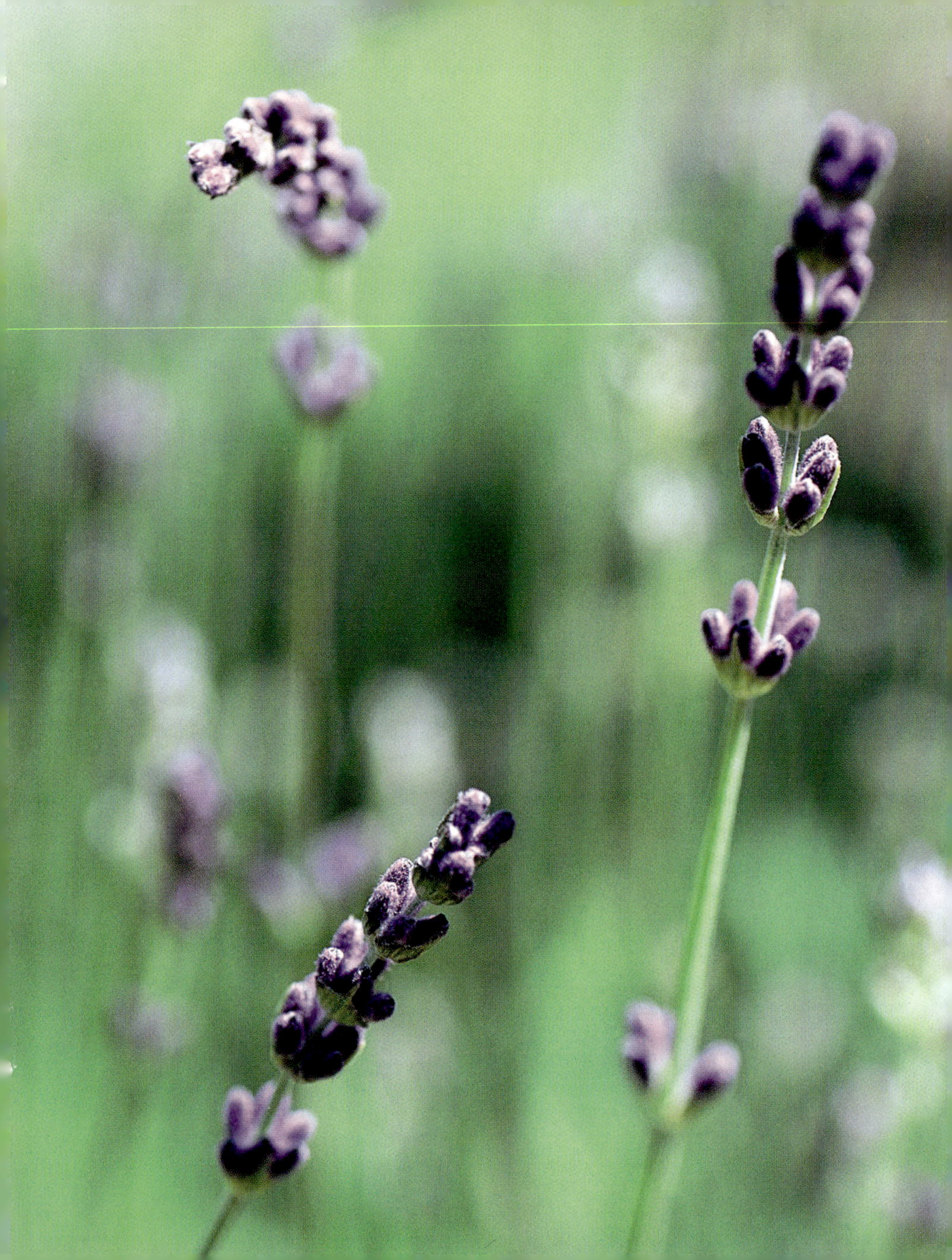

Lavendel vertreibt Ängste, stärkt schwache Nerven

Die französische Küche – besonders die Provence – schätzt das Küchenkraut Lavendel sehr. Man kann damit wunderbar Fisch, Lamm, Geflügel, Wildspezialitäten, Suppen, Soßen usw. würzen. Lavendel macht auch Desserts zu besonderen Genüssen, z. B. Parfaits, Speiseeis oder Kekse. Dieses zarte Küchenkraut spielt jedoch ebenso in der Naturmedizin eine bedeutende Rolle. Es ist eine Naturarznei ganz besonderer Art.

Die Lavendelblüten werden in den Sommermonaten Juni bis August geerntet, und zwar mittags bei Sonnenschein – da enthalten sie die meisten ätherischen Öle. Lavendelblüten liefern über 200 Substanzen, die beiden wichtigsten sind Linalyl-Acetat und Linalool. Das Linalyl-Acetat ist für den Lavendelduft verantwortlich und ist eine hervorragende Heilsubstanz. Sie beruhigt die Nerven, löst Verkrampfungen, tröstet bei seelischen Tiefs, vertreibt Ängste, macht Mut und fördert die Ausschüttung des Hormons Serotonin für positives Denken. Das Linalool ist ein Bakterienkiller, wirkt antiseptisch und entzündungshemmend.

Während man in der Küche die zerriebenen, pulverisierten, getrockneten oder die frischen Lavendelblüten einsetzt, verwendet man in der Naturmedizin Lavendelblüten in Form von Öl, Lavendelwasser, Tee oder Fluidextrakt. Das Rezept für den Tee: 1 gehäufter Teelöffel Lavendelblüten wird mit 1 Tasse kochendem Wasser übergossen. Zugedeckt 8 bis 10 Minuten ziehen lassen, durchseihen, mit etwas Honig lauwarm trinken.

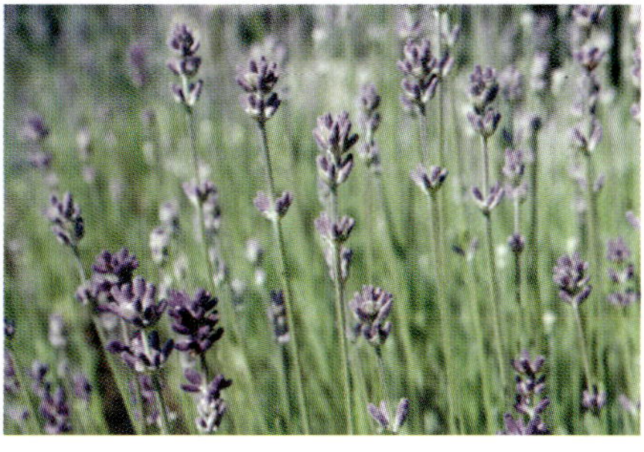

Und so wird Lavendel konkret in der Naturmedizin eingesetzt:

* Wenn man nach einem gestressten Tag leichter einschlafen möchte, reibt man vor dem Zubettgehen die Schläfen mit Lavendelöl ein. Man kann auch ein paar Tropfen aufs Kopfkissen geben oder man trinkt 1 Tasse Tee.
* Wenn man müde ist und weiterarbeiten muss, gibt man 20 Tropfen Lavendelöl sowie 10 Tropfen Zitronenöl in eine Dessertschüssel mit Wasser und nimmt den Geruch über die Raumluft auf.
* Man kann mit Lavendelöl auch Magen-Darm-Beschwerden lindern, dann wird der Tee ungesüßt getrunken.
* Gegen Ängste und traurige Gedanken genießt man ein Lavendelbad: Bereiten Sie 2 Liter Tee zu und gießen Sie ihn ins Badewasser. Trinken Sie während des Bades 1 Tasse Lavendeltee mit wenig Honig. Man kann mit dem Bad und dem Tee auch erhöhten Blutdruck senken.
* Gegen Kopfschmerzen kann Lavendel ebenso hilfreich sein. Man verrührt 10 Tropfen Lavendelöl mit etwas Jojobaöl und massiert damit Schläfen und Nacken ein.
* Zum Stärken der Nerven riecht man einfach mehrmals am Tag an einem geöffneten Fläschchen mit Lavendelöl.

Rezepte

Lavendel-Ölauszug

1 EL getrocknete Lavendelblüten
200 ml süßes Mandelöl (oder gutes Olivenöl)

Die Blüten in einem weithalsigen Glasgefäß mit Öl begießen, gut verschließen und an einen warmen Ort stellen. Jeden Tag sanft schütteln. Nach 4 Wochen abseihen und in eine Flasche füllen.

Rheumatische Beschwerden können durch Einreiben mit Lavendelöl gemildert werden.

Gewürztes Kartoffelpüree

Zutaten für 6 Portionen:

1 kg mehlige Kartoffeln
300 ml Milch
Salz, Muskatnuss
1 KL getrockneter Lavendel (erhältlich in Apotheken oder Fachhandel)
etwas Butter

Kartoffeln in einem Topf in Salzwasser weich kochen, schälen, durch die Kartoffelpresse drücken und in eine Schüssel geben. Die Milch erhitzen und mit Salz und etwas Muskatnuss aufkochen lassen. Die Milch zu den gepressten Kartoffeln geben, getrockneten Lavendel und etwas Butter zufügen und das Ganze mit einem Schneebesen zu einem cremigen Püree schlagen.

Pro Portion 170 kcal.

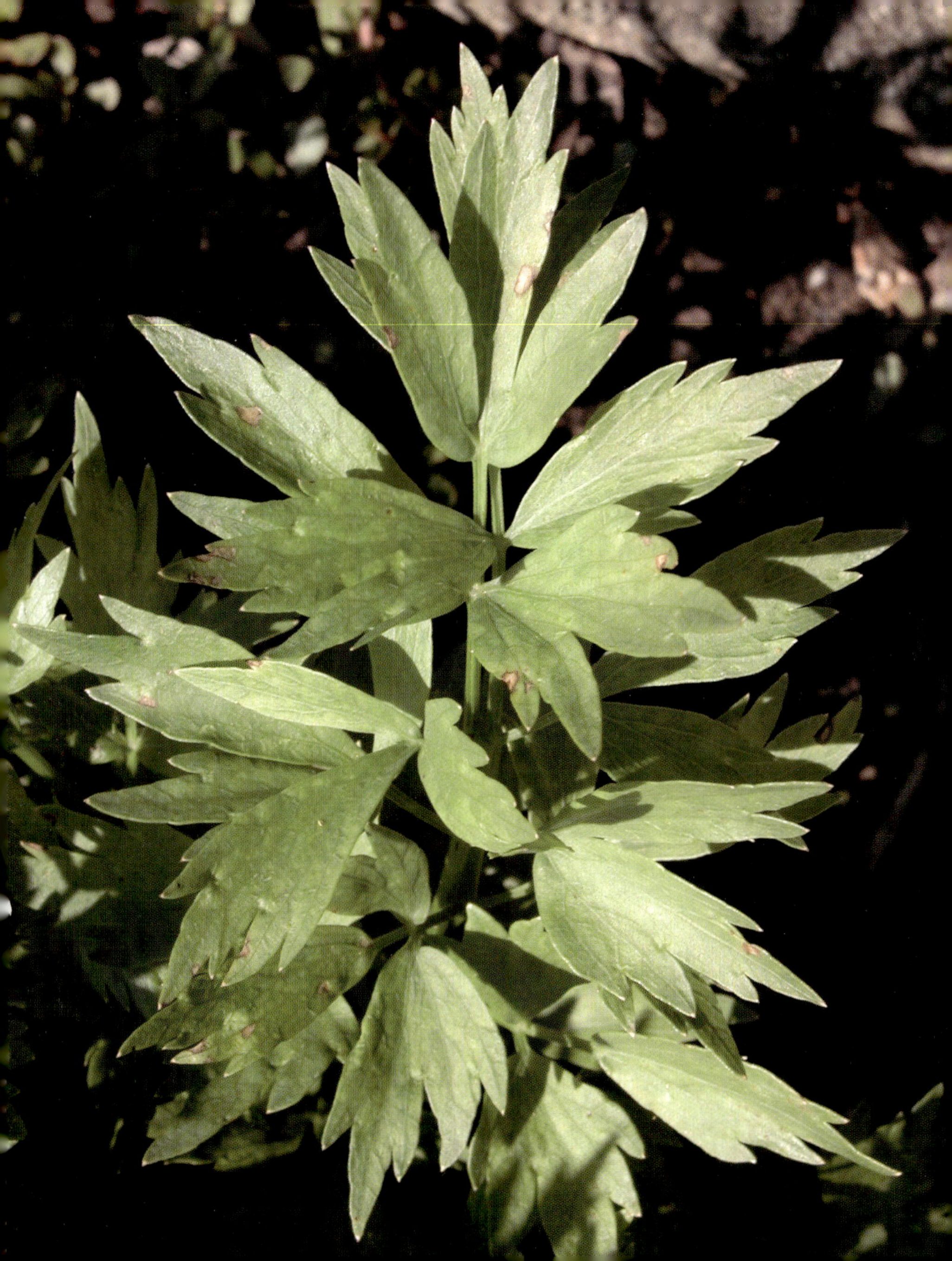

Liebstöckel macht jede Suppe zum natürlichen Antibiotikum

Wer in Österreich und Deutschland Kräuter im eigenen Garten anbaut, der hat fast immer Liebstöckel dabei. Wegen seines Geruches nennt man die Küchenpflanze auch Maggi-Kraut.

So wie die legendäre Küchenwürze wird Liebstöckel überwiegend für die Zubereitung und Verfeinerung von Suppen eingesetzt. Doch – was wenige wissen – es handelt sich dabei auch um ein Heilkraut mit beachtenswerten Kräften.

Liebstöckel stammt aus Südpersien und ist ein Doldengewächs. Es handelt sich um eine sehr robuste, mehrjährige Staude, die bis zu 2 Meter hoch werden kann.

Die Stängel sind hohl. Die Blätter haben eine dunkelgrüne Farbe und riechen stark nach Sellerie mit einem Hauch von Zitrone. Liebstöckel blüht von Juli bis August. Das Küchenkraut fühlt sich besonders wohl in feuchtem und sehr nahrhaftem Boden.

Schon in der Antike bei den Griechen und Römern wurde Liebstöckel nicht nur in der Küche verwendet, sondern man behandelte damit auch Magen- und Darmbeschwerden.

Später lobten auch die Heilige Hildegard von Bingen, Paracelsus und Albertus Magnus die Arzneikraft des Liebstöckelkrautes.

Damals wie heute gilt: In der Küche setzt man die frischen Blätter ein, in der Medizin die getrockneten Blätter und Wurzeln. Liebstöckel mit der höchsten Wirkstoffdichte wächst in Ungarn, Rumänien und in den USA.

Es sind 192 Wirkstoffe, die das Küchenkraut so wertvoll machen. Die wichtigsten: die ätherischen Öle Butylphalid, Trans-Ligustulid, Phellandren, Pinene, Terpinen, aber auch Kumarin, Furokumarine wie Psoralen. Besonders interessant ist das Falcarindiol, es hat eine natürliche antibiotische Wirkung.

Liebstöckel fördert den Harnfluss und entwässert. Es kann Krämpfe lösen und Blähungen bekämpfen. Es stärkt den Magen, regt allerdings auch den Appetit an.

Es macht auch Sinn, Speisen mit Liebstöckel zu würzen, wenn man Aufstoßen, Sodbrennen, Völlegefühl und Blähungen verhindern möchte. Daher ist es kein Zufall, dass Liebstöckel häufig Bestandteil von Magenschnäpsen, Kräuter- und Bitterlikören ist.

Viele Medikamente, die zur Entwässerung verordnet werden, enthalten den hochdosierten Extrakt aus Liebstöckelblättern und aus der Liebstöckelwurzel.

In der Küche muss man vorsichtig und sparsam mit Liebstöckel umgehen. Der intensive Geschmack und Geruch kann Speisen auch verderben. Vor allem werden alle anderen Gewürz-Nuancen, die mit eingebracht werden, gnadenlos ausgelöscht.

Von Schwangeren sollte Liebstöckel nicht verwendet werden. Weitere Gegenanzeigen sind Entzündungen der ableitenden Harnwege sowie eine eingeschränkte Nierentätigkeit.

Liebstöckel passt am besten zu Bohnen-, Kartoffel- und Gemüsesuppen, zu Eintöpfen und Fleischrouladen. Liebstöckel gehört in die deftige Küche. Wir sollten aber nie vergessen: Es handelt sich dabei um ein Küchenkraut, das viel für unsere Gesundheit tun kann.

Hühnersülzchen mit Salatbukett

Zutaten für 4 Portionen:

0,30 Liter Hühnerfond (-brühe), 5 Blatt Gelatine, 180 g Hühnerbrust, gekocht, 100 g Karotten, 50 g Sellerie, 50 g gelbe Rüben, Salz, Pfeffer, Lorbeerblatt, Liebstöckel, 1/4 Bund Schnittlauch

Kernöldressing:
40 g Zwiebel, 3 EL Kürbiskernöl, 3 EL Apfelessig, Salz

Garnitur:
1/2 Stück Lollo Rosso, 1 EL Kürbiskerne, geröstet, Zwiebelringe, Selleriestroh

Gelatine einweichen.

Hühnerbrust und Gemüse kleinwürfelig schneiden und im Hühnerfond kochen, abschmecken.

Ausgedrückte Gelatine einrühren und abkühlen lassen.

Terrinenform oder Dariolförmchen mit Öl ausstreichen und mit Klarsichtfolie auslegen; Sulz einfüllen gleichmäßig verteilen und kalt stellen.

Kernöldressing und Garnitur vorbereiten (Kürbiskerne rösten).

Mit einem Elektromesser aufschneiden, anrichten und garnieren.

Pro Portion 343 kcal.

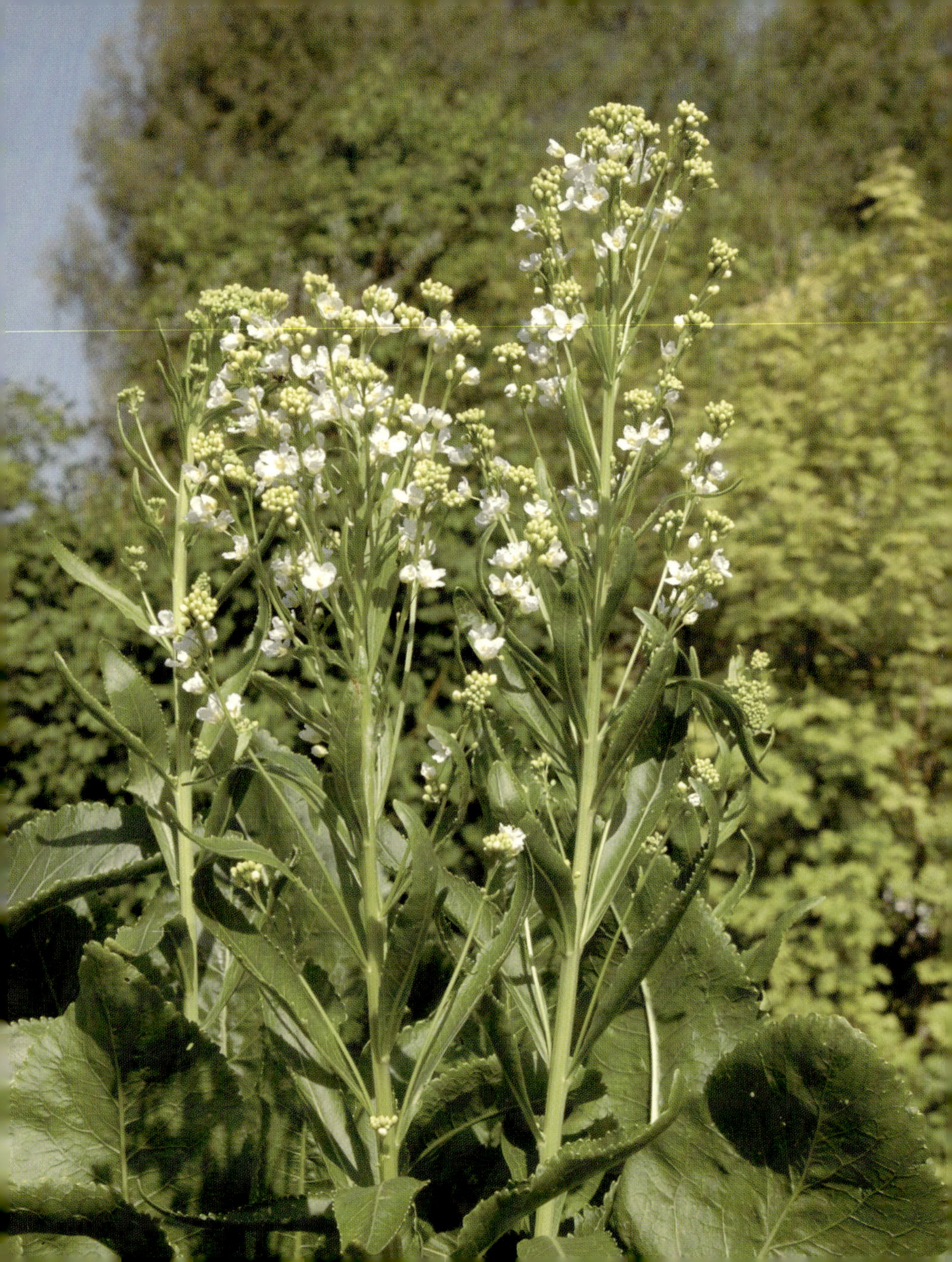

Mit Meerrettich gegen unreine Haut, Rheuma und Husten

Meerrettichernte ist im Herbst und Winter. Bis zum Frost werden die Wurzeln aus der Erde gegraben. Das Hauptanbaugebiet in Deutschland ist Franken, in Österreich die Steiermark. Im Sommer baut die scharfe Wurzel ihre Vitalstoffe in der Erde auf. In der kalten Jahreszeit können wir diese Naturkräfte nutzen. Für die meisten ist Meerrettich – in Österreich als Kren bekannt – ein wunderbares Gewürz für Rindfleisch, Lachs, Räucherforelle oder heiße Wurst. Es klingt seltsam, aber der Meerrettich ist sowohl ein Küchen- als auch ein Heilkraut.

Der Hauptwirkstoff in der Meerrettichwurzel ist ein Glykosid mit dem Namen Sinigrin. Durch spezielle Enzyme werden daraus starke, scharfe Senföle, sobald Sauerstoff dazukommt. Wenn man nun die Meerrettichwurzel reibt, werden diese Öle frei. Wenn wir sie einatmen oder wenn sie in die Augen geraten, werden die Tränendrüsen enorm angeregt. Das ist ähnlich wie beim Zwiebelschneiden.

Die Senföle in der Meerrettichwurzel sind sehr wertvoll für unsere Gesundheit:

* Sie können schädliche, krankmachende Bakterien in unserem Körper bekämpfen. Daher nennt man den Meerrettich auch das „Penicillin aus dem Garten".
* Sie sorgen dafür, dass Schadstoffe schneller aus unserem Organismus abtransportiert werden.
* Sie helfen uns, schneller mit einer Erkältung fertig zu werden.
* Sie stärken und schützen unsere Atemwege.
* Sie regen Magen und Darm an und reinigen den Darm von Fäulniserregern, Gär- und Giftstoffen.

Und so kann man den Meerrettich gegen Erkältungen einsetzen: Allein, wenn man die Wurzel reibt und die ätherischen Öle einatmet, ist das bereits ein unterstützender Heilerfolg gegen Schnupfen und Husten.

In manchen Bauernfamilien ist es heute noch üblich, eine Meerrettich-Inhalation durchzuführen, um bei Schnupfen wieder durchatmen zu können und um bei Husten die Bronchien zu beruhigen. Man schält eine Meerrettichwurzel, schneidet sie in viele Räder, bohrt in die Mitte der Räder jeweils ein Loch, fädelt sie alle auf eine Schnur auf und hängt die Kette um den Hals der erkälteten Person. Dann ab ins Bett, bis zur Nasenspitze zudecken. Durch die Bettwärme werden die Senföle schnell frei und entwickeln heilende Kräfte.

Ein sehr wirksames Rezept gegen Husten: 2 Esslöffel geriebenen Meerrettich mit Zwiebelsaft und Honig verrühren und einige Stunden stehen lassen. Von dieser Mischung alle 3 Stunden 1 Teelöffel einnehmen.

Wenn man rheumatische Schmerzen oder Gichtbeschwerden lindern möchte, nimmt man 3-mal täglich 10 Tropfen Meerrettichsaft (Reformhaus, Drogerie) ein. Damit kann man übrigens auch Blähungen verhindern.

Meerrettich kann auch äußerlich angewendet werden. Bei unreiner Haut führt man Meerrettich-Waschungen durch: 1 Esslöffel geraffelter oder klein geschnittener Meerrettich wird mit 1 Liter kochendem Wasser übergossen und über Nacht stehen gelassen. Morgens durchseihen, einen Wattebausch eintauchen und damit das Gesicht reinigen.

Wer sich in der kalten Jahreszeit Frostbeulen an den Füßen geholt hat, kann Meerrettich erfolgreich dagegen einsetzen. 2 Esslöffel geriebenen Meerrettich mit 1/2 Liter heißem Wasser übergießen. 10 Minuten ziehen lassen, dann ins Fußbad gießen, die Füße 15 Minuten darin baden.

Schinken-Kren-(Meerrettich)-Aufstrich

Zutaten für 6 Portionen:

150 g Beinschinken, 3 KL milder Apfelkren (-meerrettich) aus dem Glas, 2 Eier, 50 g Frischrahmkäse (mit Kräutern) 45 % F. i. T., Pfeffer aus der Mühle, einige Tropfen Tabasco, 1 Prise Salz

Den Beinschinken von Fetträndern befreien und fein faschieren (hacken).

Die Eier hart kochen, kalt abschrecken, schälen und klein schneiden.

Unter den gehackten Schinken die Eier, den Apfelkren und den Frischrahmkäse rühren. Zum Schluss mit den Gewürzen aromatisch abrunden.

Dekorationsvorschlag:

Paprika edelsüß und Schnittlauchröllchen.

Pro Portion 106 kcal.

Kren-(Meerrettich)-Aufstrich

Zutaten für 6 Portionen:

250 g Topfen (Quark), 20 % F. i. T., 2 EL Jogurt, 1 % Fett, 20 g frisch geriebener Kren (Meerrettich), 20 g weiche Butter, Salz, Pfeffer

Topfen (Quark) mit der Butter schaumig rühren.

Das Jogurt und den Kren beimengen und vermischen.

Mit Salz und Pfeffer abschmecken.

Tipp:

Den geriebenen Kren sehr schnell verwenden, da sich dieser leicht verfärbt.

Die Krenwurzeln enthalten scharf schmeckende Senföle, sind aber zum Verfeinern vieler Speisen unumgänglich.

Pro Portion 70 kcal.

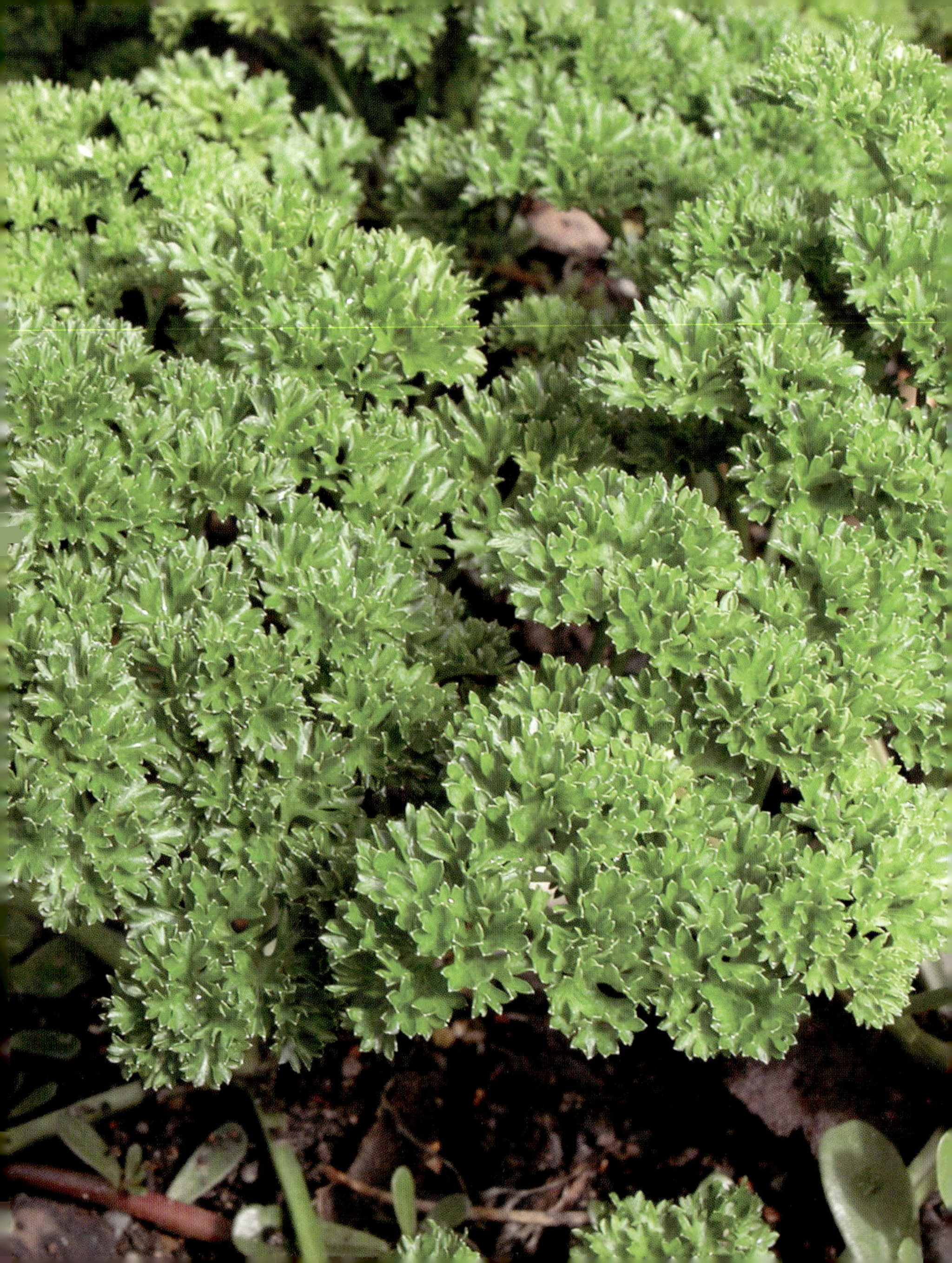

Petersilie stärkt die Leber und fördert die Liebeskraft

Sie wächst in fast jedem Garten, auf Terrassen, Balkons und Fensterbänken. Sie ist auch im Gemüseladen und auf Märkten das am meisten verkaufte Küchenkraut: die Petersilie, das beliebteste Frischgewürz. Doch sie verbessert nicht nur viele Speisen, sie ist auch eine perfekte Naturarznei.

Die wild wachsende Petersilie stammt vermutlich von der Insel Sardinien. Die Griechen in der Antike trugen bei Festtafeln Petersilienkränze auf ihren Köpfen. Sie schmückten auch die Speiseräume damit. Im Mittelalter glaubte man, dass man mit Petersilie Hexen und Dämonen fernhalten kann. Interessant aber ist vor allem, dass die Petersilie erstmals im Jahr 820 nach Christi Geburt im Garten eines Klosters in St. Gallen in der Schweiz als Küchenkraut gezüchtet wurde.

Die Petersilie ist reich an wertvollen Wirkstoffen. 1 Esslöffel Petersilie deckt den Tagesbedarf eines erwachsenen Menschen am Spurenelement Mangan. Das ist wichtig für unsere positive Stimmung. Petersilie liefert aber auch interessante Mengen an Eisen, Kalium und Folsäure. Sehr hoch ist der Anteil an Vitamin C. Ein Bund Petersilie enthält mehr Vitamin C als 1/2 Kilogramm Orangen. Wichtig für die Gesundheit sind weiters die Biostoffe Apiin, Pinen und andere ätherische Öle.

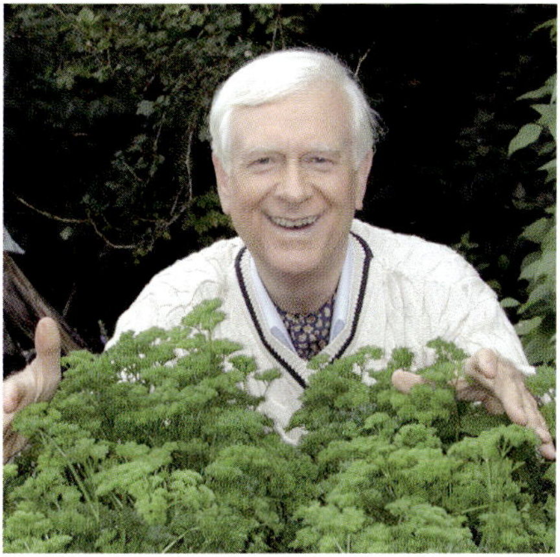

Und das alles kann man mit Petersilie für die Gesundheit tun:

- Der hohe Vitamin-C-Gehalt stärkt das Immunsystem.
- Petersilie stärkt und unterstützt die Leber bei ihrer Entgiftungsarbeit. Dazu trägt das Spurenelement Mangan bei, das die dafür zuständigen Enzyme aktiviert. Wer regelmäßig Alkohol trinkt, sollte reichlich Petersilie essen. Alkohol treibt Mangan aus dem Körper, Petersilie liefert es nach und verhindert einen Mangel.
- Petersilie liefert auch Kalzium und ist daher interessant für starke Knochen gegen Osteoporose.
- Die duftenden Bitterstoffe der Petersilie regen die Verdauung an. Petersilie ist ein hervorragendes Mittel gegen Blähungen.
- Einige Bioflavonoide in der Petersilie beugen der Gallensteinbildung vor. Wer zu Gallensteinen neigt, sollte reichlich mit Petersilie würzen.
- Durch die harntreibende Wirkung entwässert Petersilie den Körper und unterstützt die Arbeit der gesunden Niere.
- Petersilie galt zu allen Zeiten auch als Stärkungsmittel. Im antiken Rom gab man den Gladiatoren rohe Petersilie zum Kauen, weil sie dann im Kampf besonders ausdauernd waren. Heute weiß man aus Studien, dass speziell ältere Menschen durch Petersilie vital bleiben.
- Interessant ist, dass rohe Petersilie im 18. und 19. Jahrhundert in schottischen Herrenclubs als natürliche Liebeskraft – als Potenzmittel – galt. Für diese Form der Vitalität ist das Glykosid Apiin in den Petersilienblättern verantwortlich.

Schwangere Frauen sowie Patienten mit Magen- und Darmgeschwüren sollten Petersilie meiden. Große Mengen an Petersilie können den Schwangerschaftsverlauf negativ beeinträchtigen und Magengeschwüre verstärken.

Rezepte

Hirse mit Erbsen

Zutaten für 4 Portionen:

250 g Hirsekörner, 1/2 l Wasser, 1 TL Salz, 1 EL Maiskeimöl, einige frische Estragonblätter, 250 g frische oder tiefgekühlte Erbsen, 1 Bund Petersilie

Die Hirsekörner werden zuerst mit kaltem, dann mit heißem Wasser gewaschen und anschließend mit Salz, Öl und Estragonblättern gekocht. Lassen Sie sie etwa 40 Minuten bei schwacher Hitze und ohne Umrühren quellen und lockern Sie die Körner ab und zu mit der Gabel. Zum Schluss werden frische oder tiefgekühlte gekochte Erbsen mit etwas gerösteter Petersilie vermengt und zu der würzigen Hirse gegeben.

Pro Portion 250 kcal.

Hüttenkäsecocktail im Gurkenmantel

Zutaten für 4 Portionen:

300 g Cottage Cheese

Marinade:

150 g Tomaten, 1/2 Paprika, grün,
1/2 Zwiebel, Salz, Pfeffer, Senf, Knoblauch,
1/2 Bund Schnittlauch, 1/2 Bund Petersilie
150 g Salatgurke

Tomaten, Paprika und Zwiebel kleinwürfelig schneiden.

Gemüse mit Hüttenkäse vermischen und mit gehackten Kräutern und Gewürzen abschmecken.

Salatgurke waschen, der Länge nach mit der Brotschneidemaschine in dünne Scheiben schneiden.

Zu Türmchen aufdrehen, mit Hüttenkäsecocktail füllen und fertig ausgarnieren.

Pro Portion 88 kcal.

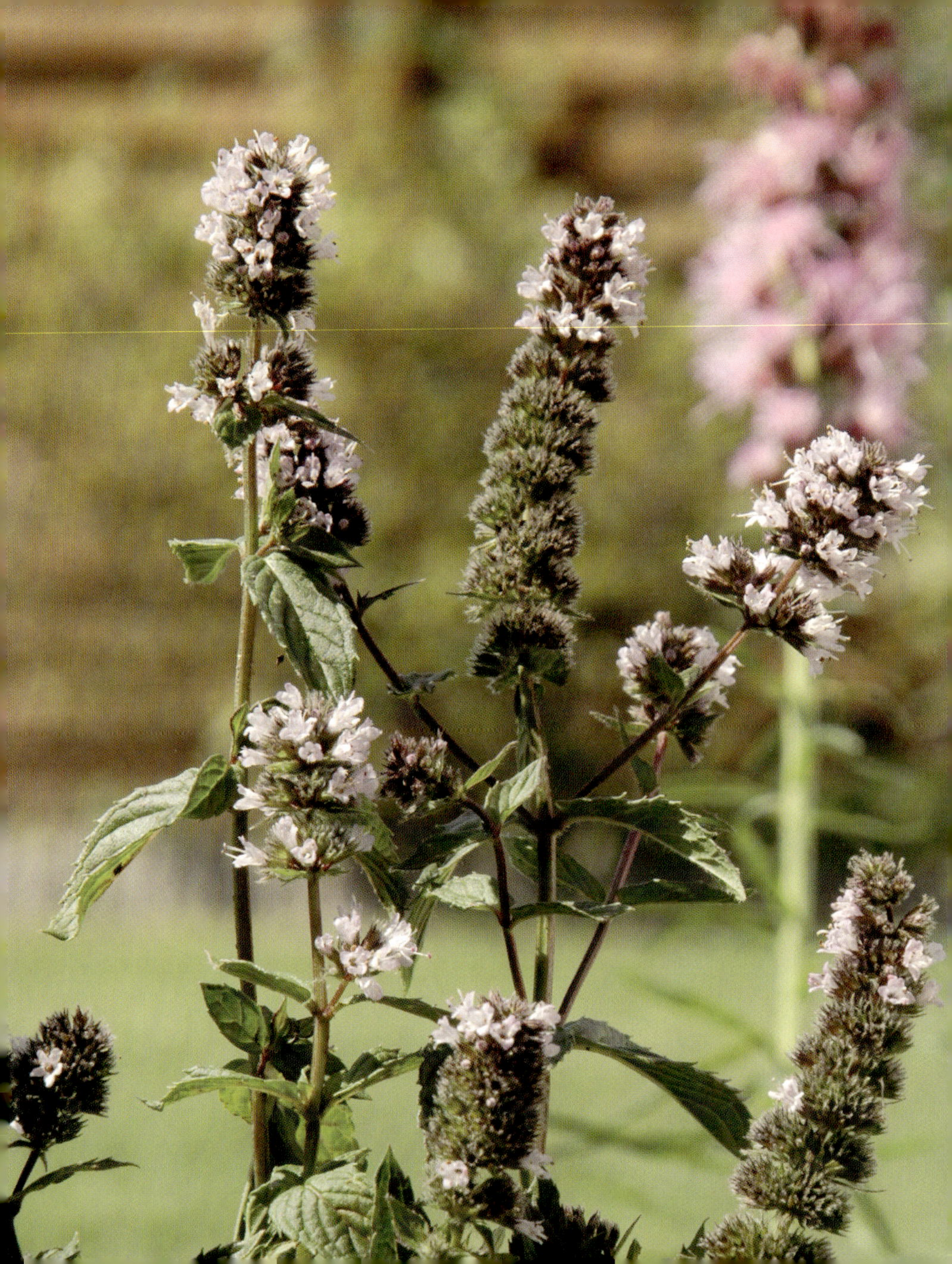

Pfefferminze wirkt krampflösend und bekämpft Kopfschmerzen

Viele kennen die Pfefferminze als vielseitiges Küchenkraut: Sie passt hervorragend zu Lammfleisch, zu Fisch und zu neuen Kartoffeln. Auch Tomaten, Gurken und Hülsenfrüchte vertragen sehr gut ein wenig Pfefferminze. Man kann diese stark riechenden Blätter mit dem deutlichen Mentholgeschmack ausgezeichnet in Kräutersoßen oder im Obstsalat verwenden. Und doch muss man sagen: Pfefferminze ist in erster Linie eine Heilpflanze.

Es gibt rund 30 Minzarten mit 22 verschiedenen Grünfarben. In der Medizin hat aber nur die Pfefferminze ihre Berechtigung. Es gibt 3 Arten: die Edel-Pfefferminze, die englische Pfefferminze und die Tee-Pfefferminze, die wir auch als Garten-Pfefferminze kennen.

Alle 3 Pfefferminzarten sind reich an dem ätherischen Öl Menthol, liefern uns aber auch Limonen, Eukalyptol und Menthen.

Wichtig in den Pfefferminzblättern sind weiters Rosmarinsäure, Kaffeesäure, Bitterstoffe und Gerbstoffe.

Man kann die Pfefferminze in der Naturmedizin innerlich und äußerlich einsetzen.

Innerliche Wirkung:

* Pfefferminze verstärkt die Speichelbildung und die Bildung der Magensäure. Damit wird der Magen gestärkt, die Verdauung gefördert. Nicht bei Sodbrennen verwenden!
* Pfefferminze fördert den Gallenfluss und die Produktion der Gallenflüssigkeit.
* Durch eine Reihe von Flavonoiden wirkt die Pfefferminze krampflösend.
* Ihre Gerbstoffe bekämpfen Bakterien im Darm und wirken gegen Durchfall.

Für die innere Anwendung bereitet man Pfefferminztee zu. Hier gibt es zwei Möglichkeiten:

- 1 gehäufter Esslöffel getrocknete Pfefferminzblätter (Apotheke) wird mit 1/4 Liter kochendem Wasser übergossen. Zugedeckt 8 bis 10 Minuten ziehen lassen und durchseihen.
- Man kann auch frische Blätter verwenden. Pro Tasse nimmt man 4 Pfefferminzblätter, wäscht sie gut, zerhackt sie und übergießt sie mit kochendem Wasser. Nun zählt man bis 20, gießt das Wasser ab und gießt mit neuem kochendem Wasser auf. 2 Minuten ziehen lassen, durchseihen. Lauwarm trinken. Mit diesem Rezept schmeckt der Tee nicht mehr so bitter. Pfefferminze ist nicht für den Dauergebrauch geeignet.

Und so setzt man die Pfefferminze äußerlich ein:

- Man füllt ein Kräuterkissen mit getrockneten Blättern und legt es abends neben das Kopfkissen. Das fördert das harmonische Einschlafen.
- Spannungskopfschmerz lässt sich gut bekämpfen, wenn man Pfefferminzöl – am besten 10-prozentig aus der Apotheke – in Stirn, Schläfen und Nacken einreibt. Studien haben nachgewiesen: Pfefferminzöl wirkt gegen Kopfschmerzen genauso wie ein starkes Kopfschmerzmittel, nur ohne unerwünschte Nebenwirkungen.

Rezepte

Pfefferminzöl

Man kann Pfefferminzöl auch selbst herstellen: 2 Hand voll frische Pfefferminze, die Blätter werden gut gewaschen, klein geschnitten und in eine Flasche mit Schraubverschluss gefüllt. Darüber gießt man 1/2 Liter kaltgepresstes Olivenöl. Gut verschlossen 6 Wochen lang auf einer sonnigen Fensterbank stehen lassen. Danach das Öl abseihen, in kleine braune, lichtgeschützte Flaschen gießen und zum Einreiben und Einmassieren verwenden.

Pfefferminztinktur

30 frische Pfefferminzblätter,
0,7 l 40-prozentiger Korn

Die Pfefferminze in einem Glasgefäß mit dem Alkohol übergießen. Gut verschlossen an einen warmen Ort stellen. Nach 4 Wochen abseihen, abfüllen und für weitere 4 Wochen ruhen lassen.

Pfefferminztinktur wirkt gegen Blähungen und Völlegefühl.

Pfefferminzlikör

1 Hand voll frische Pfefferminzblätter,
0,5 l 40-prozentiger Korn, 250 g Zucker,
0,75 l Wasser

Die Pfefferminze in einem weithalsigen Glasgefäß mit dem Alkohol übergießen. Gut verschlossen an einen dunklen Ort stellen. Nach 10 Tagen Wasser und Zucker zu einem Sirup verkochen, abkühlen lassen und mit dem Pfefferminz-ansatz vermischen. Abseihen und dabei die Blätter gut ausdrücken. Den Likör in eine Flasche füllen und kühl lagern.

Mit Sodawasser und einem Schuss Zitronensaft gibt der Likör ein erfrischendes Getränk an heißen Tagen.

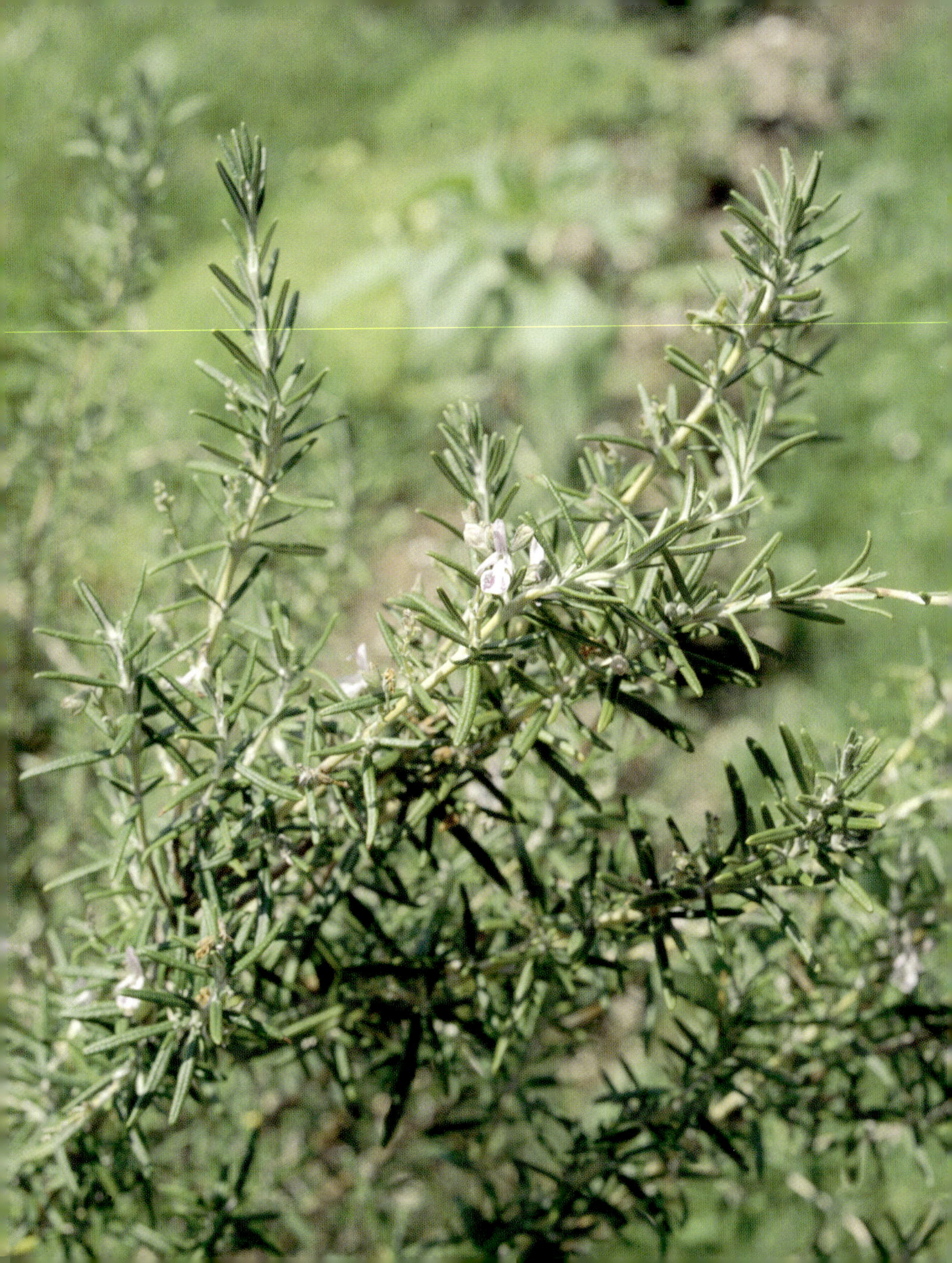

Rosmarin macht munter, gibt Schwung für den ganzen Tag

Was wären Kaninchen, Huhn und Lamm in der kulinarischen Zubereitung ohne Rosmarin? Könnte man die frische Makrele besser würzen als mit Rosmarin? Speziell, wenn man die Mittelmeerküche mag, kommt man ohne dieses wunderbare Küchengewürz nicht aus. So gehören Rosmarinnadeln einfach dazu, wenn man Schafkäse mit Steinpilzen, Champignons und Oliven auf griechische Art in Olivenöl einlegt. Viele wissen aber nicht, dass das Küchenkraut Rosmarin auch eine Naturarznei ist.

Die heilsame Wirkung ist auf eine Reihe von Naturkräften zurückzuführen: Das ätherische Öl in den Rosmarinnadeln besteht aus Alpha-Pinen, Eukalyptol, Kampfer, Borneol und Verbenon, das den markanten Geruch ausmacht. Die Rosmarinsäure sowie die Bitterstoffe Rosmanol und Carnosol sind für den bitteren Geschmack verantwortlich. Außerdem ist Rosmarin reich an den Flavonoiden Luteolin und Apigenin. Rosmarin, am Abend verwendet, kann den Schlaf stören!

Das Zusammenwirken all dieser Substanzen macht Rosmarin so wertvoll für unsere Gesundheit:

* Rosmarin aktiviert Herz und Kreislauf, hilft bei niedrigem Blutdruck und kalten Händen und Füßen. Eine der wichtigsten Eigenschaften: Rosmarin wirkt bei Müdigkeit, Erschöpfungszuständen und bei Trägheit. Man kann sich mit Rosmarin Schwung, Energie und Fitness für den ganzen Tag holen. Dazu sollte man morgens nach dem Duschen die Fußsohlen mit Rosmarinöl (Apotheke, Reformhaus) einreiben und parallel dazu 1 Tasse Rosmarintee trinken.

Hier das Rezept: 1 gehäuften Teelöffel Rosmarinnadeln – gut gewaschen – mit 1/4 Liter kaltem Wasser zustellen, einmal kurz aufkochen, sofort durchseihen und lauwarm trinken (für Schwangere nicht geeignet).

* Rosmarin als Tee oder als Gewürz in Speisen aktiviert Leber und Galle. Dadurch können Verdauungsstörungen beseitigt und der Magen und Zwölffingerdarm gestärkt werden.
* Wer mit kaltem Rosmarintee das Gesicht wäscht, kann damit einen müden Teint beleben.
* Mit Einreibungen von Rosmarinöl kann man die Durchblutung und damit auch die Leistung der Muskeln verbessern. Ebenso können rheumatische Schmerzen sowie Nervenschmerzen bekämpft werden. Es macht auch Sinn, Rosmarinöl nach dem Sport bei Muskelkater einzusetzen.
* Was wenige wissen: Mit der Verbesserung der Durchblutung kann man die Gedächtnisleistung ankurbeln. Das kann man mit Einreibungen von Rosmarinöl in die Kopfhaut oder durch Einflechten eines Rosmarinzweiges in die Haare erzielen.

Und so stellen Sie selbst Ihr Rosmarinöl her: Schieben Sie einige Rosmarinzweige in eine Flasche, gießen Sie kaltgepresstes Olivenöl darüber und lassen Sie das ganze 6 Wochen in der Sonne stehen. Danach durchseihen und das Massageöl in eine braune, lichtgeschützte Flasche füllen.

So entsteht Rosmarinwein für den Kreislauf: Schieben Sie einige zarte Rosmarinzweige in eine Flasche mit trockenem Weißwein und lassen Sie die Flasche verkorkt 10 Tage lang stehen. Dann in eine andere dunkle Flasche umfüllen und davon jeden Tag 1 bis 2 Likörgläser voll in kleinen Schlucken trinken.

Brathuhn

Zutaten für 4 Portionen:

3.000 g Brathuhn (2 Stk.)
Salz, Rosmarin, Paprika
1 EL Sonnenblumenöl

Hühner mit Salz und Paprikapulver einreiben, innen salzen und nach Wunsch mit Rosmarin würzen.

Mit Öl bestreichen und mit der Brustseite nach unten in eine Pfanne legen.

Im Rohr bei 220 °C ca. 1 Stunde braten; häufig übergießen, nach der halben Garzeit die Hühner wenden.

Hühner vierteln und anrichten.

Beilagenempfehlung:

Reis, Gemüsereis, Erbsen im Reisring, Zartweizen, Dinkelreis

Tipp:

Ist das Brathuhn Teil eines mehrgängigen Menüs, reicht eventuell auch 1 Huhn.

Pro Portion 898 kcal.

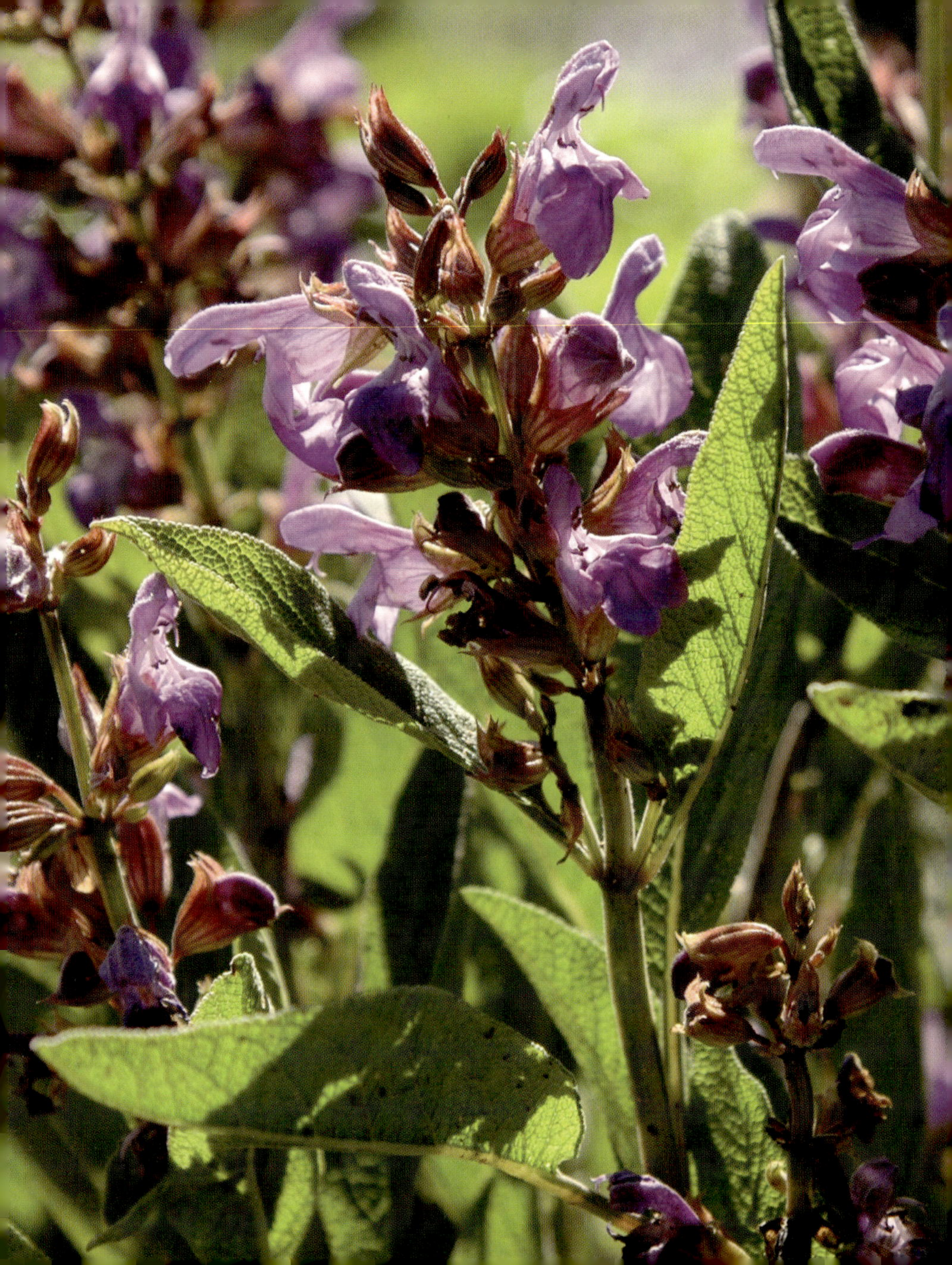

Salbei schützt die Atemwege und bekämpft Nachtschweiß

Neueste biochemische Erkenntnisse bestätigen, was unsere Vorfahren längst wussten: Wenn man Rindfleisch oder Schweinefleisch zu dunkel brät, dann entstehen an der Oberfläche giftige Röststoffe, zum Beispiel das 3-Amino-1-Methyl-5-H-Pyrido-Indol. Wenn man das Fleisch vor dem Zubereiten mit frischen oder getrockneten Salbeiblättern einreibt, werden die Röststoffe teilweise neutralisiert.

Salbei hat aber auch als ganz normales Küchengewürz große Bedeutung, wenngleich man sehr sparsam damit umgehen muss.

Salbei passt hervorragend zu Lamm, Schwein und Aal. Auch Gänsebraten lässt sich mit Salbei verfeinern. Hackbraten oder Bratkartoffeln kann man damit ebenso aufwerten wie Salatsoßen, Quark (Topfen) und Frischkäse.

Die Italiener lieben Pasta alla Salvia – Nudeln mit Salbeisoße.

Bereits in der Antike war Salbei gleichzeitig eine Naturarznei, und das ist bis heute so geblieben. Die Bedeutung des Salbei in vergangenen Zeiten wird einem klar, wenn man weiß: Im Mittelalter bezahlten Chinesen für eine Kiste Salbeiblätter aus Europa drei Kisten ihres besten Schwarztees.

Salbeiblätter enthalten die ätherischen Öle Thujon, Borneol, Linalool, Kampferöl, pflanzliche Hormonstoffe, Flavonoide,

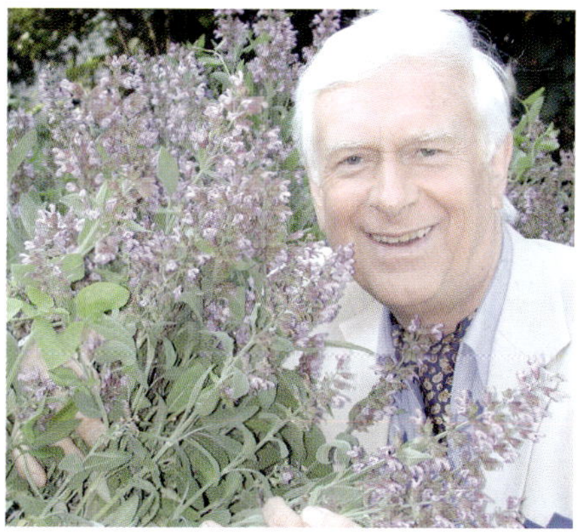

Karnosinsäure, Gerbstoffe, Harze, Zucker, Mineralstoffe. Im Mittelpunkt des medizinischen Interesses aber stehen die Phenolsäuren mit ihrer pflanzlich-antibiotischen Wirkung und das natürliche Antiseptikum Thujon. Ein wesentliches Merkmal für die Salbeiblätter sind auch große Mengen an Bitterstoffen.

Salbei ist vielseitig anwendbar:

* Gegen übermäßiges Schwitzen, bei Nachtschweiß, bei Fußschweiß.
* Zur Stärkung der Atemwege und zum Aufbau der Immunkraft in den Atemwegen.
* Zur schnelleren Ausheilung von Entzündungen am Zahnfleisch, im Mund und Rachen.
* Magen und Darm können günstig beeinflusst werden: Die ätherischen Öle der Salbeiblätter haben eine desinfizierende und krampflösende Wirkung.
* Salbei lässt sich ideal gegen Halsschmerzen und Heiserkeit einsetzen.
* Salbei hilft Frauen in den Wechseljahren, ihre Hitzewallungen schneller wieder in den Griff zu kriegen.

In den meisten Fällen bereitet man aus Salbeiblättern einen Kräutertee. Wenn man frische Blätter aus dem Garten verwendet, muss man sie gut waschen, klein schneiden und 1 gehäuften Teelöffel mit 1 Tasse kochendem Wasser übergießen. Nur 2 Minuten ziehen lassen. Dann durchseihen, lauwarm trinken oder damit gurgeln. Der Tee hilft gegen Halsschmerzen und Heiserkeit.

Wenn man getrocknete Salbeiblätter einsetzt, dann wird 1 Teelöffel voll mit 1 Tasse kochendem Wasser überbrüht und 10 Minuten ziehen gelassen. Man trinkt jeden Tag 3 Tassen: morgens, mittags, abends.

Für den Gaumen und für die Gesundheit kann man selbst Salbeibutter zubereiten: Die frischen Salbeiblätter werden gewaschen, getrocknet, ganz fein geschnitten und dann in die weiche Butter eingerührt, gemeinsam mit etwas Salz und Pfeffer, eventuell mit klein gehackter Zwiebel und zerdrücktem Knoblauch.

Salbei sollte von Schwangeren nicht innerlich verwendet werden.

Salbeiwein

1 TL Salbeiblätter
0,5 l Weißwein

Wein mit Salbei erhitzen, 2 Minuten kochen lassen, dann abseihen.

Gegen vermehrte Schweißbildung und Körpergeruch den Wein am besten lauwarm trinken.

Hühnerfiletstreifen im Räucherspeck-Salbei-Mantel auf Wermutsoße

Zutaten für 4 Portionen:

500 g Hühnerfilet, Salz, Pfeffer, frische Salbeiblätter, 80 g Hamburgerspeck (dünn aufgeschnitten), 1 EL Sonnenblumenöl, 0,10 Liter Hühnerfond (-brühe), 1/8 Liter Vermouth dry, 60 g QimiQ

Pro Hühnerfilet 3 – 4 Streifen schneiden (der Länge nach), würzen, mit 1 – 2 Salbeiblättern belegen, mit 2 Speckstreifen umwickeln. Filetstreifen braten, mit Wermut ablöschen, mit Suppe aufgießen und dünsten. Filetstreifen herausnehmen, mit Folie abdecken und warm stellen (im vorgeheizten Rohr bei mind. 100 °C). QimiQ in Saft einrühren, abschmecken, Hühnerfiletstreifen auf Soßenspiegel anrichten

Pro Portion 438 kcal.

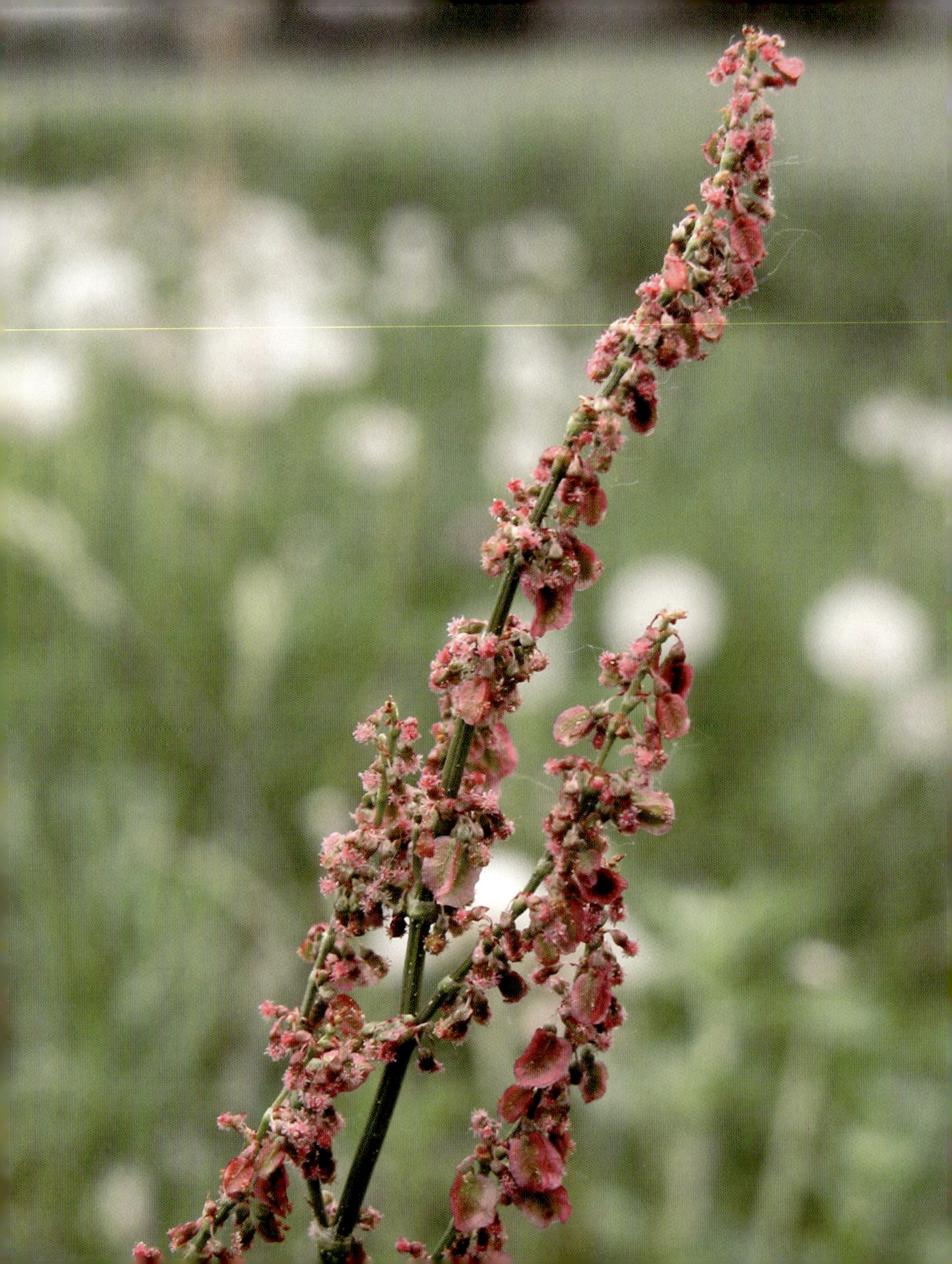

Sauerampfer macht vital, reinigt das Blut und die Haut

Wenn jemand das Wort Sauerampfer hört, dann denkt er in erster Linie an die Küche, wo dieses Kraut häufig Verwendung findet. Da gibt es die delikate Sauerampfersuppe und die pikante, erfrischende Sauerampfersoße. Sauerampferblätter machen sich auch köstlich im Salat. Eine internationale Spezialität ist Zanderfilet in Sauerampfersoße mit Petersilienkartoffeln. Zubereitung der Soße: 1 fein gehackte Zwiebel wird in Butter goldgelb angedünstet, mit etwas Weißwein gelöscht und ein paar Minuten gekocht. 1/4 Kilo Sauerampferblätter werden gut gewaschen, klein geschnitten und mit der Zwiebel weich gedünstet. Etwas Gemüse-Suppenwürze, wenig Salz und Pfeffer dazugeben. Mit einem Mixstab eine fein pürierte Soße bereiten und mit Sahne verfeinern.

So kennen viele den Sauerampfer. Und Sie werden auch wissen, dass man nicht zu viel davon essen sollte, weil in den Blättern dieses Küchenkrautes große Mengen an Oxalsäure enthalten sind. Diese können die Bildung eines Kalzium-Oxalat-Nierensteines fördern. Wichtig ist also: Sauerampfer immer bescheiden in kleinen Mengen konsumieren.

Dennoch kann man den Sauerampfer als Naturarznei bezeichnen. Die Blätter dieses Knöterich-Gewächses enthalten große Mengen an Vitamin C und schützen uns vor Erkältungen. Sauerampfer liefert uns aber auch interessante Mengen an Eisen. Eisen ist ein wichtiges Element für Vitalität sowie gegen Erschöpfung und Müdigkeit. Sauerampfer macht also fit.

Als Hausmittel regt Sauerampfer im Salat, als Soße oder gemischt mit Spinat die Leber und den Darm an und verbessert somit die gesamte Verdauung.

Sauerampfer, als Tee zubereitet, eignet sich hervorragend für den Einsatz gegen Hautunreinheiten wie Pickel und Akne. Zu diesem Zweck werden 4 Esslöffel frische, klein gehackte Sauerampferblätter mit 1 Liter Wasser einmal aufgekocht und 5 Minuten ziehen gelassen. Durchseihen, die Flüssigkeit abkühlen lassen. Einen Wattebausch eintauchen und den Teint damit reinigen.

Auch die Homöopathie nützt seit langem die Kraft des Sauerampfers. Aus der Wurzel wird die Tinktur Rumex crispus hergestellt und in der Potenz D 1 bis D 3 gegen Reizhusten, Bronchialkatarrh und Darmstörungen angewendet.

Aber wie gesagt: Sauerampfer muss sehr vorsichtig – sowohl als Naturarznei als auch in der Küche – eingesetzt werden, weil das Kraut die Bildung von Nierensteinen fördern kann. Die Oxalsäure, die dafür verantwortlich ist, macht den Sauerampfer auch so sauer. Sie wirkt in großen Mengen wie Gift – gemäß dem alten Paracelsus-Spruch: „Die Dosis macht's...!“ Darum sollte man Sauerampfer auch nie an Tiere verfüttern.

Rezepte

Hirselaibchen mit Sauerampfer und Kräuterjogurt

Zutaten für 4 Portionen:

200 g Hirse, 1/2 l Wasser, 50 g Weizen-Vollkornmehl, 100 g Hafer-Vollkornflocken, 200 g Porree, 15 Sauerampferblätter, 5 Eier, Salz, Pfeffer, Knoblauch, vegetabile Suppenwürze

Kräuterjogurt:

3/4 l Jogurt, 1,5 % Fett, Kräuter nach Jahreszeit Salz

Die Hirse in ein Sieb geben und mit kochend heißem Wasser abbrühen. Aus Wasser und vegetabiler Suppenwürze einen Fond herstellen, die Hirse darin kochen und ausquellen lassen. Fein geschnittenen Porree, gehackte Kräuter, Eier, Weizenvollkornmehl und Gewürze vermischen und 20 Minuten ruhen lassen. Laibchen formen und langsam braten. Als Beilagen eignen sich jedes Gemüse und Salat.

Ganz besonders gut schmeckt dazu ein dicker Kräuterjogurt. Für den Kräuterjogurt alle Zutaten gut verrühren.

Pro Portion 523 kcal.

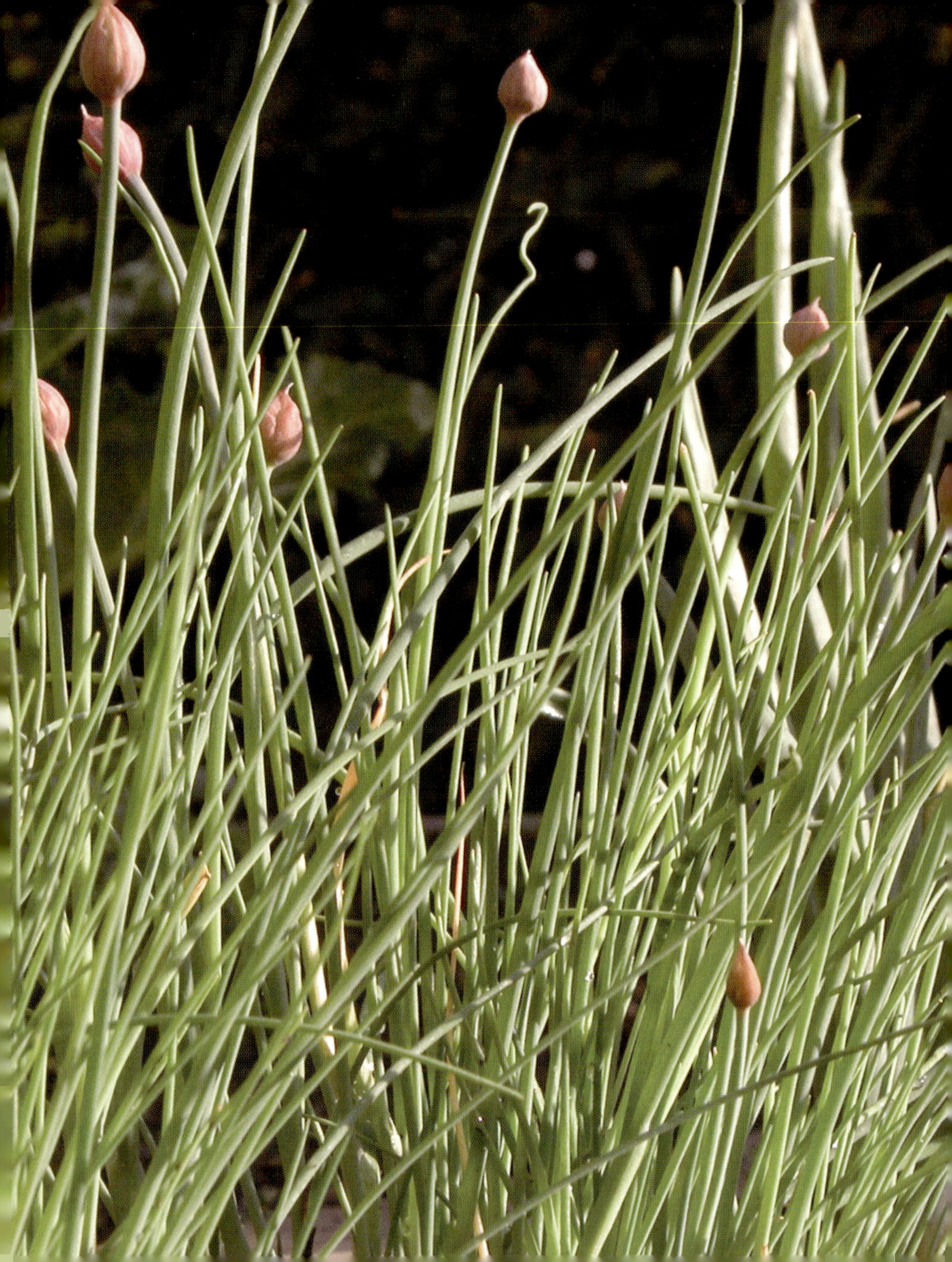

Schnittlauch liefert Energie und stärkt die Stimmbänder

Für viele von uns ist er ein alltägliches, ganz gewöhnliches Küchengewürz, das man klein geschnitten aufs Butterbrot legt oder auf die Suppe streut: der Schnittlauch. Gleich nach dem Salz die zweitbeliebteste Würze in der Küche – mit dem Unterschied, dass man vom Salz nicht zu viel, vom Schnittlauch aber riesige Mengen konsumieren darf.

Schnittlauch gehört zur Familie der Liliengewächse wie die Zwiebel, der Knoblauch und der Lauch. Er enthält reichlich Senföle und Saponine, Mineralstoffe und viel Vitamin C – 100 Gramm liefern 60 Milligramm. Daher schützt der Schnittlauch gegen Schnupfen und andere leichte Erkältungen, macht aber auch stark gegen Stress. Ebenso liefert er interessante Mengen an Eisen.

Wer also Vitalität tanken möchte, der sollte regelmäßig Schnittlauch essen. Man kann mit Schnittlauch Müdigkeit und Lustlosigkeit vertreiben.

Wer mit Schnittlauch gezielt etwas für die Gesundheit tun will, der sollte wissen:

* Schnittlauch darf immer nur roh genossen werden. In der Schnittlauchsoße hat er keine Wirkstoffe mehr.
* Schnittlauch muss nach der Ernte oder nach dem Einkauf so rasch wie möglich verzehrt werden. Wenn er trocken ist, enthält er keine wertvollen Inhaltsstoffe mehr.

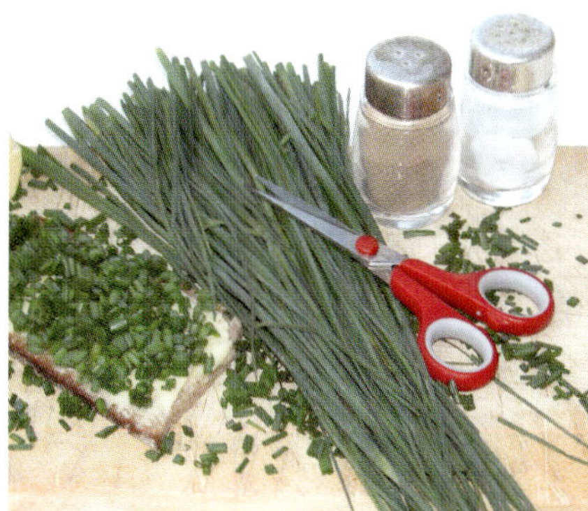

- Wenn Sie Schnittlauch gekauft haben und einige Stunden frisch halten wollen, dann stellen Sie ihn niemals in ein Glas Wasser, wie man mit anderen Kräutern durchaus verfahren kann. Die Röhren des Schnittlauchs saugen das Wasser an, der Schnittlauch wird matschig und ungenießbar. Schlagen Sie ihn besser in ein feuchtes Tuch ein.

- Ebenso wichtig ist es, den frischen Schnittlauch nach dem Waschen sehr klein zu schneiden. Dabei werden größere Mengen an ätherischen Ölen frei. Sie holen damit aus dem Küchenkraut die meisten Wirkstoffe. Am besten, Sie schneiden den Schnittlauch nicht mit einem Messer, sondern mit einer Küchenschere.

Am wirksamsten ist Schnittlauch, wenn Sie ihn selbst im Garten anbauen oder in einem Topf auf dem Balkon bzw. auf der Fensterbank ziehen. Ideal ist es, wenn Sie ihn erst unmittelbar vor dem Essen abschneiden.

Und das alles kann man mit Schnittlauch für die Gesundheit tun:

- Schnittlauch fördert die Verdauung.

- Schnittlauch stärkt die Atemwege und die Schleimhäute der Bronchien.

- Die ätherischen Öle im Schnittlauch wirken auf unsere Stimmbänder. Auch die Stimme selbst wird durch Schnittlauch sanfter und geschmeidiger. Aus diesem Grund hat Kaiser Nero im antiken Rom jeden Tag Schnittlauch mit Olivenöl gegessen. Er wollte auf diese Weise eine sympathische, sanfte Stimme bekommen.

Die einfachsten Tipps für den Schnittlauchgenuss: eine Schnitte Vollkornbrot mit Butter und Schnittlauch, Schnittlauch auf der Suppe, im Salat, auf dem Rührei, in der grünen Soße, auf dem Omelett, im Quark (Topfen) oder auf dem Rote-Bete-Salat (Rote-Rüben-Salat).

Rezepte

Schafkäse-Oliven-Aufstrich

Zutaten für 7 Portionen:

150 g Schafkäse, 100 g weiche Butter, 1 gehackte Schalotte (60 g), 7 – 8 schwarze oder halb schwarze, halb grüne, ungefüllte Oliven (in Ringe geschnitten für die Garnitur) 1 Prise Salz, frisch gemahlener, weißer Pfeffer, 1 Prise gemahlener Kümmel, 1 TL frisch gehackter Oregano (oder eingelegter aus dem Glas), 1 EL gehackter Schnittlauch, 1 EL gehackte Petersilie, 1 Msp. edelsüßer Paprika

Den Schafkäse durch ein feines Sieb in eine Schüssel streichen. Die Butter mit dem Handmixer schaumig rühren, den passierten Schafkäse dazugeben und weiterrühren. Die gehackten Kräuter und die fein gehackte Schalotte mit dem Kochlöffel darunter rühren. Mit Kümmel, Salz, Pfeffer und dem edelsüßen Paprika abschmecken. Alles nochmals gut vermischen. Die Oliven in feine Ringe schneiden und die Brote damit garnieren.

Pro Portion 170 kcal.

Gervaisträffeln

Zutaten für 15 Stück:

200 g Gervais
1 Bund Schnittlauch
Salz, weißer Pfeffer
150 g Pumpernickel zum Wälzen
15 Konfektschalen

Pumpernickel fein reiben. Schnittlauch fein schneiden. Gervais mit den Zutaten vermischen, abschmecken. Kleine Kugeln formen, diese in Brotbröseln wälzen und in Konfektschalen setzen.

Tipp:

Die Gervaisträffeln können auch in gehackten Körnern (Sesam, Kürbis- und Sonnenblumenkernen) gewälzt werden.

Pro Portion 66 kcal.

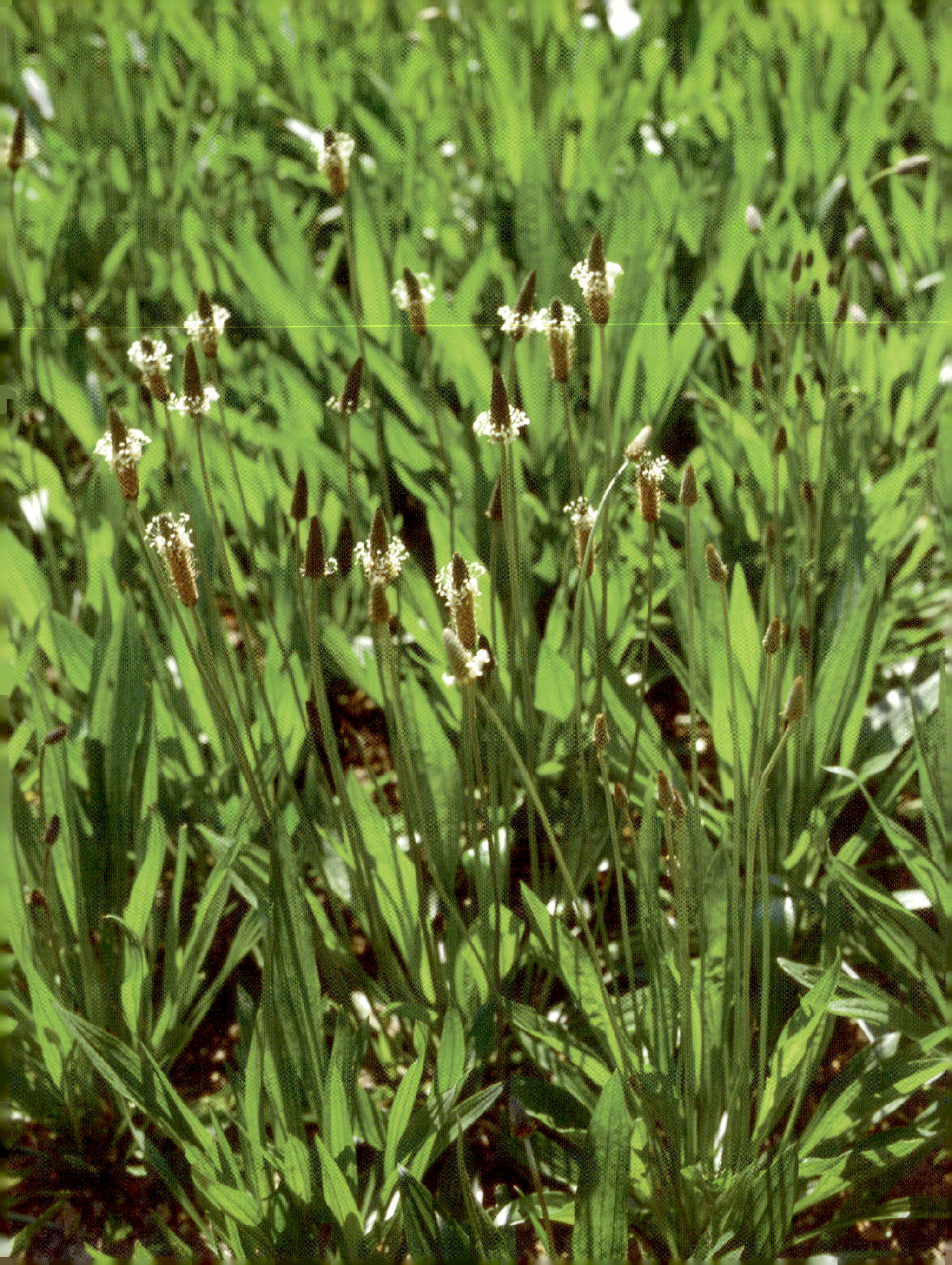

Spitzwegerich-Suppe löst den Schleim in den Atemwegen

Für viele Feinschmecker ist der Spitzwegerich ein begehrtes Kräutlein in der Küche, wenn es darum geht, eine besonders schmackhafte Suppe zuzubereiten. Spitzwegerichblätter machen jeden Blattsalat zu einem Erlebnis. Sie bereichern so manche Rohkostplatte und machen sich besonders gut in einer Bechamelsoße. Aber auch Spinat und Kohlgemüse bekommen ein ganz spezielles Aroma. Dabei ist der Spitzwegerich eigentlich vielmehr eine Naturarznei.

Der Name Spitzwegerich stammt aus dem Mittelalter und deutet darauf hin, dass dieses Kraut schon immer wild an Wegesrändern gewachsen ist. Der Samen wurde nämlich meist mit den Schuhen von Wanderern, von den Hufen der Pferde und von den Rädern der Kutschen verbreitet. Europäische Siedler brachten den Spitzwegerich sogar nach Amerika. Man kann damit in der Küche so manche Köstlichkeit zubereiten, aber man kann das Kraut auch als Arznei einsetzen.

Der Schweizer Kräuterpfarrer Künzle hat einmal geschrieben: „Der liebe Gott hat den Wegerich an alle Wege gestreut, damit wir ihn stets zur Hand haben!" Heute macht es nur Sinn, Spitzwegerich aus biologischem Anbau einzusetzen. Am Wegesrand findet man heute nur mehr schwer umweltbelastete Pflanzen.

Die lanzettförmigen Blätter kann man den ganzen Sommer über ernten. In der Küche verwendet man fast immer nur die zarten Blätter des Frühlings.

Für die medizinische Anwendung setzt man die getrockneten Blätter des ganzen Sommers ein. Diese Blätter enthalten Schleimstoffe, Gerb- und Bitterstoffe, Kieselsäure, Glykosid und ein pflanzliches Antibiotikum.

In erster Linie wird Spitzwegerich gegen Husten und Bronchialkatarrh angewandt. Dazu bereitet man einen Tee. Rezept: 1 Teelöffel getrocknete Spitzwegerichblätter wird in 1/4 Liter Wasser leicht gekocht und 5 Minuten ziehen gelassen. Durchseihen, mit wenig Honig süßen. 3-mal täglich 1 Tasse trinken.

Spitzwegerich-Sirup aus der Apotheke ist ein hervorragender Hustensaft, der speziell bei Kindern erfolgreich angewendet werden kann. Die Wirkstoffe des Spitzwegerichs lösen den Schleim in den Bronchien und lindern Beschwerden in der Brust sowie im gesamten Hals- und Rachenraum.

Sie können den Sirup auch selbst zubereiten: 100 Gramm frische Spitzwegerichblätter waschen, klein schneiden, mit 50 Milliliter Wasser zum Sieden bringen, abkühlen lassen. 150 Gramm Honig einrühren, in Gläser füllen und luftdicht verschließen. Bei Husten und Fieber jede Stunde 1 Teelöffel voll im Mund zergehen lassen.

Die Kräfte des Spitzwegerichs können Lippenbläschen und Hautrötungen bekämpfen. Dazu braucht man ein Spitzwegerich-Öl, das man sich selbst zubereiten kann: 1 Hand voll frische Spitzwegerichblätter werden ganz fein gehackt und in eine Flasche gefüllt. Dann gießen Sie 1/2 Liter kaltgepresstes Olivenöl darüber und lassen das Ganze 3 Wochen lang an einem sonnigen Platz stehen. Zwischendurch immer wieder schütteln. Durchseihen, in eine dunkle Flasche füllen, kühl aufbewahren. Vor dem Einreiben sollte man das Spitzwegerich-Öl sanft wärmen.

Rezepte

Frühlingsrollen mit Spitzwegerich

Zutaten für 4 Portionen:

1/4 kg glattes Mehl, Salz, 2 Eier, 1 EL Sauerrahm (saure Sahne), 1 EL Essig, 6 EL lauwarmes Wasser, Öl zum Bestreichen

Fülle:

200 g Sojakeimlinge, 2 Bund Spitzwegerich, 300 g Schweinefilets, etwas Öl, Sojasoße, Salz, Pfeffer, Öl zum Ausbacken

Teig: Zutaten zu einem zähen, weichen Teig verarbeiten, bis er sich vom Brett oder Kessel löst, seidig glänzend und glatt ist. Den Teig mit Öl bestreichen (evtl. gewärmtes Geschirr darüber stülpen) und ca. 1/2 Stunde rasten lassen.

Fülle: Das Fleisch feinnudelig schneiden, anrösten, mit den blanchierten Sojasprossen und dem nudelig geschnittenen Spitzwegerich vermischen. Mit Sojasoße, Salz und Pfeffer würzen.

Strudelteig auf einem bemehlten Tuch ausarbeiten und mit Öl bestreichen. Im vorderen Drittel die Fülle ca. 1 cm hoch auflegen, leere Fläche mit Fett beträufeln, Strudelteig einrollen. 8 – 10 cm lange Stücke mit einem Kochlöffelstiel abdrücken, durchschneiden und in Fett herausbacken.

Tipp: Es kann auch fertiger Strudelteig verwendet werden.

Pro Portion 540 kcal.

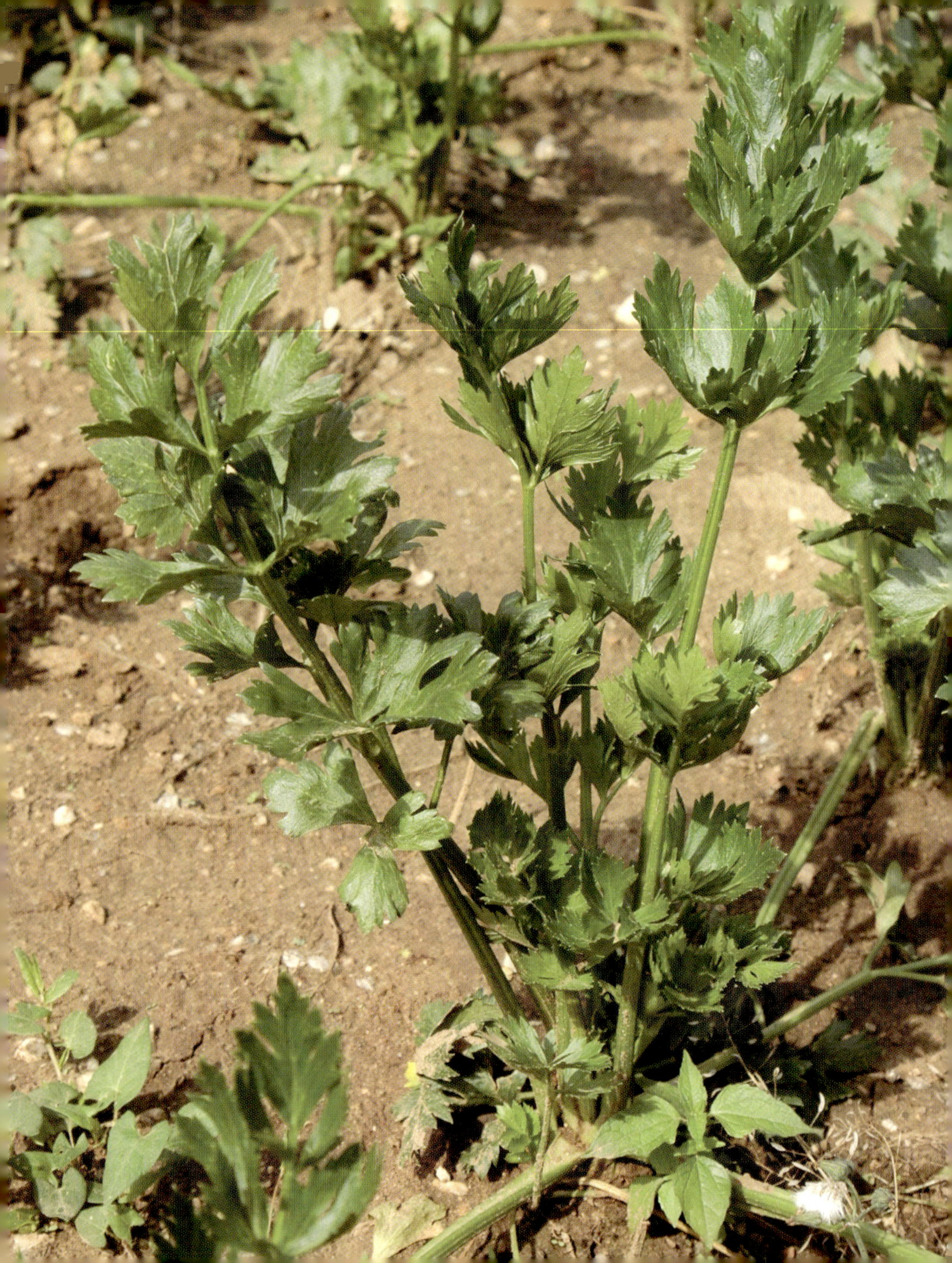

Sellerie beruhigt, hilft gegen Rheuma und Gicht

Den ganzen Sommer über ist ein Suppenkraut sehr beliebt: der Stangensellerie. Stängel und Blätter sind eine ideale Würze für Suppen und Soßen. Die Sellerieknolle hingegen wird im Herbst geerntet und überwiegend in der kalten Jahreszeit in der Küche eingesetzt. Die dunklen Blätter des Knollenselleries und die hellgrünen Blätter des Stangenselleries sind aber nicht nur ein sehr intensiv schmeckendes Küchengewürz – man kann die Blätter auch als Naturarznei einsetzen.

Was macht die Sellerieblätter so wertvoll?

- Sie enthalten das ätherische Öl Apiin, welches die Produktion von Sexualhormonen aktiviert.
- Sie sind reich am Mineralstoff Kalzium. Beim Knollensellerie ist in den Blättern 11-mal mehr Kalzium enthalten als in der Wurzel.
- Sellerieblätter liefern große Mengen an Bitterstoffen und insulinähnlichen Hormonsubstanzen, die das gesamte Verdauungssystem anregen. Sie wirken auch positiv auf die Nebenniere, das Nervensystem und das Gehirn sowie auf den gesamten Stoffwechsel.
- Ganz besonders wertvoll sind spezielle ätherische Öle in den Sellerieblättern und im Stiel des Stangenselleries, die für den kräftigen Geschmack verantwortlich sind: die Sellerie-Terpene. Es handelt sich dabei um ätherische Senföle, die im Mund, im Rachen, in Magen und Darm sowie in den Schleimhäuten gegen Bakterien, Pilze und Viren wirken. Sellerie wirkt entwässernd, sowohl die Wurzel als auch das Kraut, und ist daher hervorragend für Frühjahrskuren zum Schlankwerden geeignet.
- Da in den Sellerieblättern – wie auch in der Knolle – sämtliche Vitamine der

Gruppe B enthalten sind, kann man damit Energie aufbauen und die Nerven stärken.

Eine Reihe von gesundheitlichen Störungen kann durch den Einsatz von Sellerieblättern erfolgreich und wirksam bekämpft werden:

* Sellerie neutralisiert zu viel Magensäure.
* Sellerieblätter können von innen her rheumatische Beschwerden lindern.
* Aufgrund des Kalziumgehaltes werden durch den Genuss von Sellerieblättern – etwa in einer Kartoffelsuppe oder in einer Gemüsesuppe – Knochen und Zähne gestärkt.
* Sellerieblätter geben neue Kraft und Energie.
* Sie wirken verschönernd auf Haut und Haare.
* Gegen Magenbeschwerden kann man einen Sellerietee zubereiten: Die frischen, grünen Sellerieblätter werden gut gewaschen und klein gehackt. Eine Hand voll wird in 1 Liter Wasser aufgekocht. 5 Minuten zugedeckt ziehen lassen. Durchseihen, lauwarm und ungesüßt nach dem Essen trinken.

Vorsicht: Wer an einem Nierenleiden laboriert sowie Schwangere sollten auf Sellerie verzichten, desgleichen alle, die auf Sellerie mit Allergien reagieren.

40 Prozent aller Nahrungsmittelallergien werden durch Sellerie ausgelöst. Die Symptome: rote Flecken auf der Haut, Husten, Atemprobleme.

Sellerie-Piccata

Zutaten für 2 Portionen:

150 g Sellerie, geschält, 1 Ei, 40 g Parmesan, gerieben, 50 g Mehl, 1 EL Öl,
40 g Champignons, 20 g Sojasprossen, 10 g Schnittlauch, 1 TL Butter, 100 g Weizennudeln

Sellerie in 5 mm dicke Scheiben schneiden, dämpfen oder in Salzwasser kochen. Danach auf einem Küchenkrepp oder einem Tuch abtropfen lassen.

In der Zwischenzeit das Ei aufschlagen und mit dem Parmesan zu einem dickflüssigen Teig verrühren. Sellerie in Mehl wenden und in die Ei-Parmesan-Masse hineingeben. In eine beschichtete Pfanne Öl geben und die getauchten Selleriescheiben darin beidseitig anbraten, bis sie eine goldbraune Farbe haben.

Die geschnittenen Champignons mit den Sojasprossen und Schnittlauch in Butter sautieren.

Weizennudeln kochen und mit einer Gabel auf vorgewärmte Teller drehen. Jeweils 2 Stück Piccata draufgeben, mit der sautierten Champignon-Sojasprossen-Schnittlauch-Garnitur bestreuen.

Pro Portion 381 kcal.

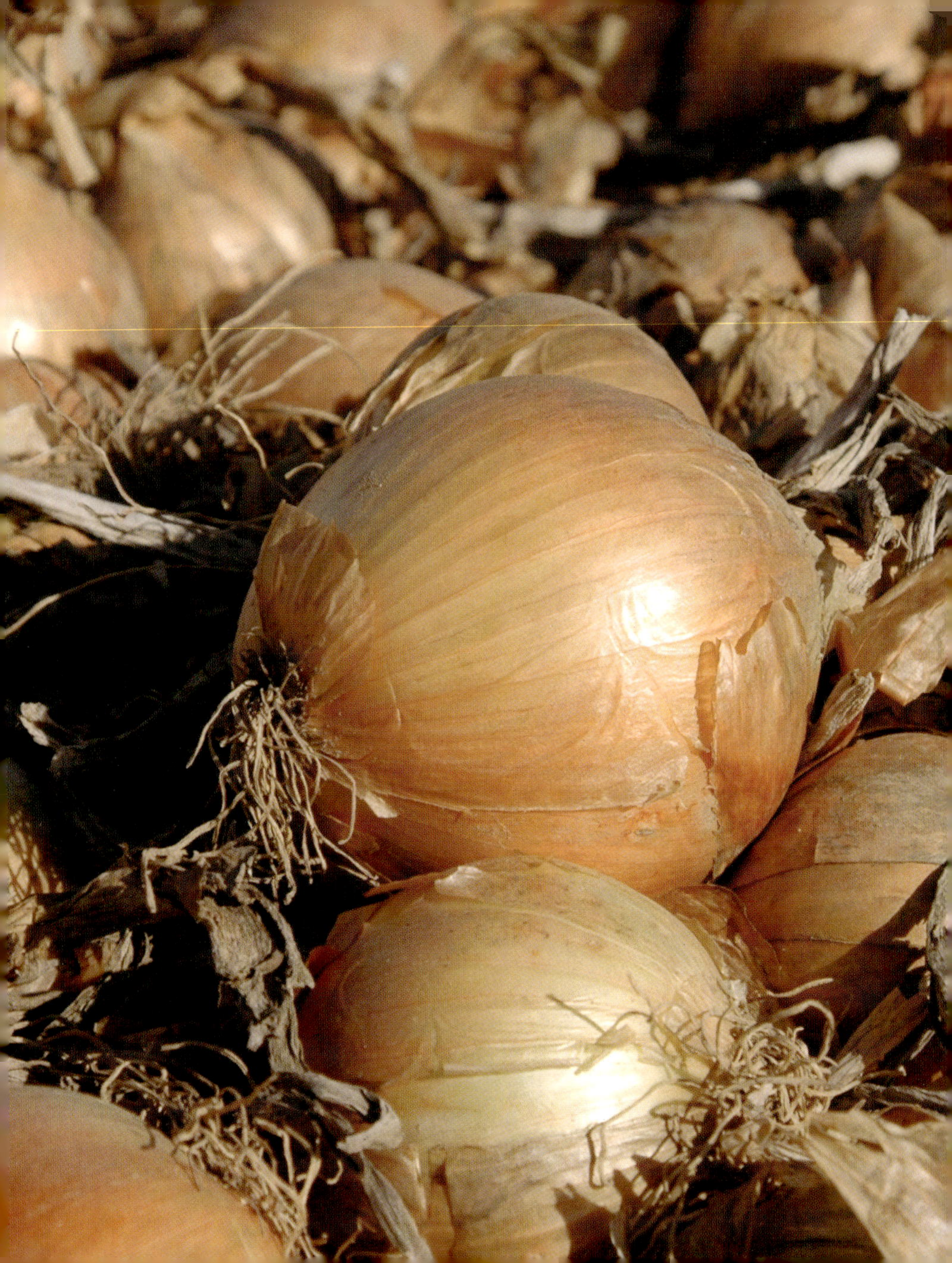

Zwiebelsalat: die Superarznei gegen zu hohen Blutdruck

Wenn man von Küchen- und Gewürzpflanzen spricht, die zusätzlich medizinische Bedeutung haben, muss auch die Zwiebel genannt werden. Was macht sie so wertvoll für unsere Gesundheit?

In der Zwiebel sind nahezu alle Vitamine vertreten, die wir kennen, in besonders reichem Maße das Vitamin C. Die Zwiebel ist außerdem reich an den Mineralstoffen Kalium und Kalzium sowie an den Mineralstoffen Jod, Phosphor, Eisen und Selen.

Die besonderen Schätze in der Zwiebel für die Naturheilkunde sind die Phytonzide, beißende, schwefelhaltige ätherische Öle. Sie sind dafür verantwortlich, dass wir beim Zwiebelschneiden weinen müssen.

Außerdem haben amerikanische Forscher in der Zwiebel den Pflanzenfarbstoff Quercetin entdeckt. Er macht den Organismus stark gegen Allergien, weil er die Produktion der allergieauslösenden Histamine im Körper blockiert. Schließlich kann man in der Zwiebel auch pflanzliche Hormonstoffe nachweisen, wie etwa das Prostaglandin A, das zu hohen Blutdruck senkt.

Bluthochdruck ist eine schwerwiegende Erkrankung, die unbedingt ärztlich behandelt werden muss. Lebensstilmaßnahmen wie Sport und gesunde Ernährung haben Vorrang! Kräuter können nur zusätzlich die Behandlung unterstützen.

Doch man kann mit der Zwiebel noch viele andere Beschwerden bekämpfen:

* Bronchitis: Schälen Sie eine Zwiebel, schneiden Sie sie in kleine Würfel und kochen Sie diese in 3 Liter Wasser einmal auf. Dann ziehen Sie den Topf von der Herdplatte und atmen die aufsteigenden Zwiebeldämpfe ein.

* Husten: Hacken Sie eine geschälte Zwiebel ganz fein, geben Sie 3 Esslöffel Honig dazu und lassen Sie das Ganze 24 Stunden stehen. Von dem Sirup, der dabei entsteht, lassen Sie jede Stunde 1 Teelöffel im Mund zergehen.

* Halsschmerzen: Hacken Sie eine Zwiebel ganz fein, legen Sie die Masse auf ein Tuch und binden Sie es um den Hals. Darüber kommt ein Wolltuch. 2 Stunden auf den Hals einwirken lassen.

* Heiserkeit: Schneiden Sie eine Zwiebel in Ringe und legen Sie diese in einen Suppenteller mit 1/4 Liter lauwarmem Wasser. Einige Stunden zugedeckt stehen lassen. Dann die Zwiebelringe herausnehmen, von dem Zwiebelwasser etwas trinken, mit dem Rest kräftig gurgeln.

Zwiebel-Hausmittel für Schlafprobleme: Lassen Sie 1/4 Liter Milch in einem Topf 10 Minuten lang ziehen – nicht kochen! Dann schneiden Sie eine geschälte Zwiebel in 2 Hälften und legen diese mit den Schnittflächen nach unten in die Milch, so dass die ätherischen Öle der Zwiebel hineinfließen können. Lassen Sie das Ganze zugedeckt 15 Minuten ziehen, wieder nicht kochen. Danach die Zwiebelhälften herausnehmen, die Zwiebelmilch in eine Tasse gießen, mit etwas Honig süßen und vor dem Zubettgehen in kleinen Schlucken trinken.

All diese Rezepte gelten natürlich nur für Menschen, die keine Zwiebelallergie haben. Zwiebelallergiker müssen auf den Einsatz von Zwiebel verzichten.

Rezepte

Zwiebelsalat

Eine große Zwiebel wird in dünne Scheiben geschnitten. Diese richtet man mit etwas Zitronensaft, Essig und Olivenöl mit Pfeffer und Salz zu einem Zwiebelsalat an.

Zwiebelsuppe mit Ackersenf

Zutaten für 4 Portionen:

5 EL Öl, eine Prise Zucker, 5 Zwiebeln,
40 g Dinkelmehl, 1 l Wasser, Salz, Pfeffer,
1 Spritzer Essig, Suppenwürze,
200 g Kartoffeln, 1 Bund Ackersenf

Die blättrig geschnittenen Zwiebeln mit einer Prise Zucker in Öl anrösten, mit Mehl stauben, aufgießen und verkochen lassen. Die Suppe pürieren, würzen und mit gekochten Kartoffelwürfeln und fein gehacktem Ackersenf servieren.

Pro Portion 226 kcal.

Vollreis mit Linsen

Zutaten für 4 Portionen:

160 g Vollreis, 200 g Linsen,
7/10 l Wasser, 2 große Zwiebeln,
2 Knoblauchzehen, 1 EL Maiskeimöl,
Gemüseextrakt, Kräutersalz, 1 große Zwiebel

Die Linsen werden über Nacht in Wasser eingeweicht, der Vollreis wird sorgfältig gewaschen.

Die klein geschnittenen Zwiebeln und Knoblauchzehen werden in Öl glasig gedünstet, mit dem abgetropften Reis vermengt und so lange geröstet, bis die Zwiebeln eine goldgelbe Farbe annehmen.

Das Ganze mit Wasser aufgießen, die Linsen und den Gemüseextrakt zugeben und 25 Minuten kochen.

Der Vollreis wird zum Schluss erst mit Kräutersalz abgeschmeckt und mit gerösteten Zwiebelringen verziert.

Pro Portion 230 kcal.

Dieses Kräuterbuch hat „Mr. Gesundheit" für Sie geschrieben

Prof. Hademar Bankhofer – der Autor dieses Buches – zählt zu den führenden Ernährungsfachleuten Europas. In den Medien wird er oft als „Mister Gesundheit" bezeichnet.

Der Medizin-Publizist ist Millionen Menschen als TV-Gesundheitsexperte aus dem ARD-Morgenmagazin und aus nahezu allen dritten Programmen der ARD bekannt, aber auch als Autor zahlloser Ratgeber-Bücher zum Thema Gesundheit. Er sitzt im Kuratorium der Gesellschaft für Ernährungsmedizin und Diätetik in Aachen, gehört zum Wissenschaftlichen Beirat der Gesellschaft zur Erforschung der Aminosäuren in München, sitzt im Vorstand der Gesellschaft für Gesundheit und Ernährung in Köln, folgte in den letzten Jahren ehrenvollen Einladungen an die Harvard-Universität und Tufts-Universität in Boston sowie an die Universität von North Carolina, USA, und ist Lehrbeauftragter an den Universitäten Leipzig und Siegen. Er arbeitet eng mit dem Institut für Sozialmedizin der Medizinischen Universität Wien zusammen und befasst sich im Rahmen seiner Arbeit seit Jahrzehnten mit dem Thema Heilkräuter und Küchenkräuter.

Er selbst hegt und pflegt in seinem Garten am Stadtrand von Wien mit seiner Frau Lizzy liebevoll zahllose Kräuter. Wenn er über das Thema schreibt, dann weiß er, wovon er spricht …

henkräuter Küchenkräuter Küchenkräuter Küchenkräuter Küchenkräuter Küch
nkräuter Küchenkräuter Küchenkräuter Küchenkräuter Küchenkräuter Küchenk
uter Küchenkräuter Küchenkräuter Küchenkräuter Küchenkräuter Küchenkräut
Küchenkräuter Küchenkräuter Küchenkräuter Küchenkräuter Küchenkräuter Kü
nkräuter Küchenkräuter Küchenkräuter Küchenkräuter Küchenkräuter Küchen
äuter Küchenkräuter Küchenkräuter Küchenkräuter Küchenkräuter Küchenkräu
Küchenkräuter Küchenkräuter Küchenkräuter Küchenkräuter Küchenkräuter Kü
nkräuter Küchenkräuter Küchenkräuter Küchenkräuter Küchenkräuter Küchenk
uter Küchenkräuter Küchenkräuter Küchenkräuter Küchenkräuter Küchenkräut
üchenkräuter Küchenkräuter Küchenkräuter Küchenkräuter Küchenkräuter Kü
nkräuter Küchenkräuter Küchenkräuter Küchenkräuter Küchenkräuter Küchenk
uter Küchenkräuter Küchenkräuter Küchenkräuter Küchenkräuter Küchenkräut
Küchenkräuter Küchenkräuter Küchenkräuter Küchenkräuter Küchenkräuter Kü
nkräuter Küchenkräuter Küchenkräuter Küchenkräuter Küchenkräuter Küchenk
uter Küchenkräuter Küchenkräuter Küchenkräuter Küchenkräuter Küchenkräut
Küchenkräuter Küchenkräuter Küchenkräuter Küchenkräuter Küchenkräuter Kü
nkräuter Küchenkräuter Küchenkräuter Küchenkräuter Küchenkräuter Küchenk
uter Küchenkräuter Küchenkräuter Küchenkräuter Küchenkräuter Küchenkräut
üchenkräuter Küchenkräuter Küchenkräuter Küchenkräuter Küchenkräuter Kü
nkräuter Küchenkräuter Küchenkräuter Küchenkräuter Küchenkräuter Küchenk
uter Küchenkräuter Küchenkräuter Küchenkräuter Küchenkräuter Küchenkräut
Küchenkräuter Küchenkräuter Küchenkräuter Küchenkräuter Küchenkräuter
Küchenkräuter Küchenkräuter Küchenkräuter Küchenkräuter Küchenkräuter Kü
nkräuter Küchenkräuter Küchenkräuter Küchenkräuter Küchenkräuter Küchenk
uter Küchenkräuter Küchenkräuter Küchenkräuter Küchenkräuter Küchenkräut
Küchenkräuter Küchenkräuter Küchenkräuter Küchenkräuter Küchenkräuter Kü
nkräuter Küchenkräuter Küchenkräuter Küchenkräuter Küchenkräuter Küchen
äuter Küchenkräuter Küchenkräuter Küchenkräuter Küchenkräuter Küchenkräu
Küchenkräuter Küchenkräuter Küchenkräuter Küchenkräuter Küchenkräuter Kü
nkräuter Küchenkräuter Küchenkräuter Küchenkräuter Küchenkräuter Küchenk
uter Küchenkräuter Küchenkräuter Küchenkräuter Küchenkräuter Küchenkräut
üchenkräuter Küchenkräuter Küchenkräuter Küchenkräuter Küchenkräuter Kü
nkräuter Küchenkräuter Küchenkräuter Küchenkräuter Küchenkräuter Küchenk
uter Küchenkräuter Küchenkräuter Küchenkräuter Küchenkräuter Küchenkräut
Küchenkräuter Küchenkräuter Küchenkräuter Küchenkräuter Küchenkräuter
Küchenkräuter Küchenkräuter Küchenkräuter Küchenkräuter Küchenkräuter Kü
nkräuter Küchenkräuter Küchenkräuter Küchenkräuter Küchenkräuter Küchenk
uter Küchenkräuter Küchenkräuter Küchenkräuter Küchenkräuter Küchenkräut
Küchenkräuter Küchenkräuter Küchenkräuter Küchenkräuter Küchenkräuter
Küchenkräuter Küchenkräuter Küchenkräuter Küchenkräuter Küchenkräuter
henkräuter Küchenkräuter Küchenkräuter Küchenkräuter Küchenkräuter Küch